AF566154

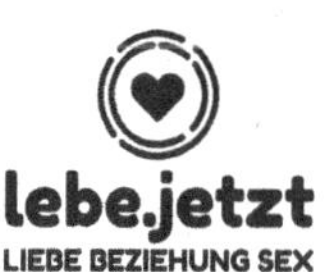
lebe.jetzt
LIEBE BEZIEHUNG SEX

Tina Rose

Anal

Lust statt Frust

Erotik-Ratgeber

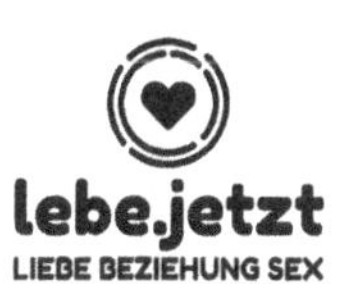

LEBE.JETZT HARDCOVER
BAND 501
1. AUFLAGE: JULI 2017
2. AUFLAGE: FEBRUAR 2018
3. AUFLAGE: NOVEMBER 2021
4. AUFLAGE: AUGUST 2023

VOLLSTÄNDIGE BUCHAUSGABE
ORIGINALAUSGABE

LEBE.JETZT IST EINE MARKE VON

LEKTORAT:
MARIE GERLICH

UMSCHLAGGESTALTUNG: WWW.HEUBACH-MEDIA.DE
GESETZT IN DER TRAJAN PRO,
ADOBE GARAMOND PRO & CORPORATE S

PRINTED IN GERMANY
ISBN 978-3-86277-619-1
WWW.BLUE-PANTHER-BOOKS.DE

Inhalt

Liebe Leserin, lieber Leser,

In deutschen Schlafzimmern kommt Hausmannskost auf den Tisch? Weit gefehlt! Immer nur Blümchensex, Vaginalverkehr und Missionarsstellung ist out. Eine Vielzahl an Studien zeigt: Auch deutsche Paare und vor allem auch heterosexuelle Paare finden zunehmend Gefallen am Geschlechtsverkehr durch die Hintertüre.

Danke, dass du mir das Vertrauen schenkst, dich bei der Erprobung des Analverkehrs zu begleiten und dir mit Rat und Tat zur Seite zu stehen. Ich freue mich schon darauf, dir eine schöne Zeit bereiten und dir so manche Hemmung und Sorge nehmen zu dürfen. Vermutlich hättest du diesen Ratgeber nicht gekauft, wenn du kein Interesse an Analverkehr hättest – von daher: Studiere ihn ein Mal, lies ihn ein zweites Mal und hole ihn wieder und wieder aus deinem Bücherregal oder deiner Nachttischschublade hervor, um darin zu schmökern.

Ich habe mir große Mühe gegeben, in diesem Buch all die Praktiken, Möglichkeiten und Hilfsmittel aufzuführen, die in der weiten Welt des Geschlechtsverkehrs mit analen Freuden verknüpft werden. Das heißt aber nicht, dass du und dein Partner von heute auf morgen wirklich jedes Detail in euer Liebesleben integrieren müsst. Arbeitet euch am besten Stück für Stück voran und entscheidet gemeinsam, was euch Freude bringen könnte und worauf ihr lieber verzichten möchtet.

Gerade dieser letzte Satz ist besonders wichtig. So wird es vermutlich Praktiken geben, auf die du keine Lust verspürst, und andere Praktiken, die deinen Partner nicht reizen. Dies ist ganz natürlich und muss von jedem akzeptiert werden. Für Analverkehr gilt – genau wie für jede Form von Sexualität – das, was ich als FFL-Prinzip bezeichne. FFL steht dabei für Freude, Freiwilligkeit und Lust. Es ist absolut in Ordnung, wenn du einzelne Praktiken oder vielleicht sogar Analverkehr generell ablehnst. Das muss dir kein schlechtes Gewissen bereiten und kein Mann der Welt hat das Recht, dich gegen deinen Willen dazu zu überreden oder gar dazu zu zwingen. Sollte der Typ, den du als deinen Partner bezeichnest, das versuchen, dann schieß ihn in den Wind. Solche Typen wirst du nicht ändern, solche Typen haben dich nicht verdient!

Jeder Mensch ist unterschiedlich und von daher kann es auch weder beim Sex im Allgemeinen noch beim Analverkehr im Speziellen den idealen Weg, die ideale Praktik geben. Was dem einen gefällt, stößt beim anderen auf Widerwillen. Was dir jedoch dieser Ratgeber bietet, ist die wahrscheinlich umfassendste Sammlung an Techniken und Ratschlägen zum Analverkehr im deutschsprachigen Raum. Finde heraus, was dir gefällt, finde heraus, was du in dein Sexleben integrieren willst.

In diesem Sinne:
Viel Spaß beim Lesen,
viel Spaß beim Ausprobieren!

Kapitel 1

Weshalb Männer den Analverkehr lieben

Warum die Männer in diesem Ratgeber von Frau für Frau scheinbar an erster Stelle stehen? Na ganz einfach: Weil sie sich schnell abhandeln lassen! Und dann können wir uns für den Rest dieses Buches ganz auf Anatomie, Fantasie und Lust der Frauen konzentrieren ;).

Ja, Männer lieben Analverkehr – darüber gibt es kaum etwas zu diskutieren. Selbst wenn dir ein Mann erzählt, Backdoorsex sei nicht wirklich sein Ding, dann sei vorsichtig. Unter Umständen möchte er seine Vorlieben dir gegenüber nur nicht eingestehen. Du siehst schon: Dass ein Mann wirklich kein Interesse an Analverkehr hat, das ist für mich nach meinen Erfahrungen und nach all den Gesprächen mit meinen Freundinnen und meinen Klientinnen eher unwahrscheinlich. Da stellt sich für uns Frauen doch nur noch eine Frage:

Was zum Teufel noch mal fasziniert Männer so am Analverkehr?

Analverkehr ist etwas Besonderes

Analverkehr, das ist normalerweise nichts, was einfach mal so nebenbei im Rahmen eines One-Night-Stands passiert – Analverkehr, das braucht Vorbereitung und Zeit, aber auch Vertrauen und Intimität. Und genau das lieben die Männer. Wenn du deinem Partner erlaubst, sein bestes Stück in deinem Hintern zu versenken, dann ist dies für ihn viel mehr als „nur“ Sex oder eben „nur“ Analverkehr. Dann ist dies für ihn der Beweis, dass du ihm vertraust und eure Beziehung etwas Besonderes für dich ist. Dies ist in einer Zeit, in der die wenigsten im Laufe ihres Lebens nur einen Sexualpartner haben und in der du deine aktuelle Beziehung vermutlich nicht als Jungfrau begonnen hast, vielen Männern sehr wichtig.

Gerade wenn du vor deinem ersten Mal nervös bist und eventuell sogar ein klein bisschen Angst verspürst, bedeutet es deinem Mann sehr viel, wenn du dich ihm auf diese besondere Weise hingibst. Du setzt Vertrauen in ihn und verlässt dich darauf, dass er nicht zu wild, zu hektisch oder zu brutal werden wird, sondern auch im Eifer des Gefechts dein Vergnügen und dein Wohlergehen an die erste Stelle setzt.

Analverkehr ist etwas Neues

Regulärer Geschlechtsverkehr ist fantastisch – und gerade wenn Gefühle und mehr als nur sexuelles Interesse im Spiel sind, kann euch beiden auch „normaler“ Sex den Himmel auf Erden bescheren. Dennoch kommt irgendwann der Moment, an dem selbst der tollste Geschlechtsverkehr zur Normalität wird. Jeden Tag Ferrari fahren ist irgendwann auch nichts Besonderes mehr.

Von daher ist es nur allzu menschlich, dass die Augen deines Mannes zu leuchten beginnen, wenn die Thematik Analverkehr angesprochen wird. Es ist eben etwas Neues. Und wie sagt Barney aus How I met your mother so schön:

Die wichtigste Regel lautet: Neu ist immer besser!

Gönn dir und deinem Partner diese neue Erfahrung und gib euch die Chance, gemeinsam in die Welt des Analverkehrs einzutauchen.

Ja, mir ist klar, dass ich mir hier in gewisser Weise selbst widerspreche. An anderen Stellen erkläre ich ausführlich, dass Analverkehr eben nichts Schmutziges, Verdorbenes ist, und nun behaupte ich das Gegenteil.

Aber so einfach ist es natürlich nicht. Natürlich ist Analverkehr nichts Böses, Verbotenes, solange ihr beide es ausprobieren und praktizieren wollt. Natürlich spricht absolut nichts gegen Analverkehr, solange ihr beide es wollt – ich wäre wohl die Letzte, die dies behaupte würde!

Dennoch ist dir, aber auch deinem Partner mit Sicherheit klar, dass Analverkehr über regulären Geschlechtsverkehr hinausgeht und in Teilen unserer Gesellschaft noch immer ein Tabu darstellt. Über Geschlechtsverkehr spricht man – vermutlich hast auch du in der Vergangenheit schon bei einem Gläschen Prosecco mit deinen Freundinnen über die Qualitäten des einen oder anderen Lovers gesprochen. Über Analverkehr hingegen hüllen selbst beste Freundinnen häufig den Mantel des Schweigens.

Genau dies ist es, was die Männer anmacht. Das Gefühl, eben doch irgendwie etwas Verbotenes zu tun. Analverkehr, das ist die wilde, verrückte Seite eures Sexlebens, die ihr nur mit euch teilt. Und das macht Männer unheimlich an.

Dein Partner liebt deinen Hintern

Nicht umsonst erweitern die Kliniken namhafter plastischer Chirurgen ihre Angebotspalette zunehmend um das Aufpolstern des weiblichen Gesäßes. Wo Silikonpolster früher vor allem die weibliche Brust aufhübschten, werden diese zunehmend häufiger an der Verlängerung des weiblichen Rückens eingesetzt. Nicht erst seit den Erfolgen von Jennifer Lopez hat sich das Augenmerk der Männer geändert: Im Zentrum ihres Interesses stehen heute weniger als früher Brüste, Löwenmähne und lange Beine und mehr ein knackiger Hintern.

Vor dem Hintergrund dieser Entwicklung ist das Interesse am Analverkehr gut nachvollziehbar. Uns Frauen auf den Bauch zu drehen, den Penis zwischen unseren Pobacken zu platzieren, den Druck langsam und stetig zu erhöhen und so nach und nach tiefer in unseren Anus einzudringen, ist für Männer oftmals das höchste der Gefühle.

Eng, enger am engsten

Die weibliche Anatomie meint es nicht gut mit uns Frauen. Egal wie häufig wir Beckenbodengymnastik betreiben, egal wie regelmäßig wir uns im Fitnessstudio durch Bauch-Beine-Po-Kurse quälen – unser Anus wird stets enger bleiben als unsere Vagina. Vergiss nie, dass deine Vagina dazu entworfen wurde, Kinder gebären zu können.

Deshalb wird das beste Stück des Mannes, wenn es sich seinen Weg in deinen Anus bahnt, richtig fest umschlossen und geradezu gequetscht. Für uns Frauen hört sich das irgendwie wenig spannend und aufregend an – ein gequetschter Penis – aber glaube mir: Für Männer ist dies ein unglaubliches Gefühl, das sie sich auf keine andere Art und Weise verschaffen können.

Analverkehr gibt ihnen das Gefühl der Macht

Ja, das klingt natürlich sehr besitzergreifend, und vermutlich werden es die meisten Männer auch abstreiten. Dennoch, ich verspreche dir: Wirklich jeder Mann genießt die Situation, dich beim Analverkehr von hinten zu nehmen und die uneingeschränkte

Kontrolle zu haben. Diese hat er sogar in zweifacher Hinsicht:

1. Er kontrolliert sowohl das Tempo als auch die Tiefe und die Wucht, mit der er dich penetriert.
2. Er verschafft dir – zumindest, wenn du gleichzeitig zu seinen Bemühungen noch selbst Hand anlegst – den Orgasmus deines Lebens. Wie viele Nerven an deinem Anus zusammenlaufen und weshalb ein solcher Orgasmus besonders intensiv sein kann, erkläre ich dir in einem der weiteren Kapitel. Welchen Mann würde das nicht stolz machen ;).

Kapitel 2

Weshalb Frauen den Analverkehr lieben!

Wild, verrückt und durchgeknallt

Egal welch Mauerblümchen du nach außen auch sein magst, egal wie viele Lehrer dich als richtig braves Mädchen eingestuft haben – tief in dir hast auch du eine wilde, eine animalische Seite. Woher ich das weiß? Ganz einfach: Irgendwo steckt diese wilde Seite in jeder Frau! Wir haben nur durch unsere Erziehung und die Gesellschaft, die Frauen und Männer noch immer nicht gleichbehandelt, gelernt, diese wilde Seite zu verbergen. Gute Mädchen tun so etwas eben nicht!

Analverkehr ist die Chance, deine wilde Seite auszuleben und dich von den Fesseln der Gesellschaft zu befreien.

Allein die Tatsache, dass Analverkehr in weiten Teilen der Gesellschaft noch immer etwas Verruchtes und Schmutziges ist, dass noch immer viele Frauen und Männer jahrelang eine Beziehung führen können, ohne dieses Tabuthema überhaupt anzusprechen, macht den Reiz daran aus.

Darüber hinaus wird Analverkehr vermutlich dein ganzes Sexleben auf den Kopf stellen. Viele meiner Freundinnen und Klientinnen haben berichtet, dass ihnen mehrfach und leidenschaftlich praktizierter Analverkehr auch bei regulärem Geschlechtsverkehr geholfen hat, sich besser gehen zu lassen und ihre wilde, dunkle Seite zu zeigen. Mit anderen Worten: Eine Frau, die Analverkehr zulassen und genießen kann, wird bei jeder sexuellen Handlung eine Selbstsicherheit ausstrahlen, die zu wildem, hemmungslosem und leidenschaftlichem Sex führt.

Vertrauensbildende Maßnahme

Vertrauensbildende Maßnahme – irgendwie klingt diese Überschrift auf den ersten Blick etwas seltsam; so als müsste frau sich dem Analverkehr hingeben, um den Herren der Schöpfung die Chance zu geben, Vertrauen zu fassen. So ist dies selbstverständlich nicht gemeint.

Aber reden wir Klartext: Ja, falsch und rücksichtslos praktiziert kann Analverkehr dir Schmerzen bereiten und dir im schlimmsten Fall sogar Verletzungen zufügen. Der weibliche (ebenso wie der männliche) Anus ist nun eben anatomisch sehr eng.

Ein Partner, der rücksichtslos und mit brachialer Gewalt versucht, sein bestes Stück in deinem Hintern zu versenken, wird nur eines erreichen: dass du für den Rest deines Lebens alles vermeidest, was auch nur im Entferntesten an Analverkehr erinnert. Von daher solltest du Analverkehr – vor allem, wenn es dein erstes Mal ist – im Idealfall innerhalb einer glücklichen, vertrauensvollen Beziehung praktizieren. Ich für meinen Fall werde nie das glückselige Gesicht meines damaligen Freundes vergessen, als ich in seinen vorsichtig und mit hochrotem Kopf vorgetragenen Vorschlag einwilligte. Ich konnte mir einfach sicher sein, dass er sich Zeit nehmen und sehr vorsichtig sein würde. An diesem Samstag – und hier schwindle ich nicht – kam ich ganze vier Mal! Aber ich schweife ab …

Alles, was ich dir eigentlich sagen wollte: Guter Analverkehr, gerade für Beginner, ist in erster Linie Vertrauenssache:

1. Das Vertrauen, das du in deinen Partner setzt
2. Dein Vertrauen, das dein Partner nicht enttäuschen will

Selbstverständlich lieben es Männer, wenn du ihnen dein Vertrauen schenkst, dich entspannt zurücklehnst und deine sexuelle Befriedigung ganz in ihre Hände legst. Irgendwie scheint dies ihrem natürlichen Beschützerinstinkt zu entsprechen.

Geben und nehmen

Geschlechtsverkehr gehört heutzutage zu einer Beziehung einfach dazu – ich will gar nicht erst davon sprechen, in welchem Alter Mädchen und Jungs bereits damit anfangen. Dies bedeutet aber auch: Sex ist (leider?) nichts Besonderes mehr. Analverkehr hingegen sehr wohl! Analverkehr ist ein Geschenk, das du deinem Partner machst – oder eben auch nicht. Bitte verstehe Geschenk nicht im Sinne eines Weihnachts- oder Geburtstagsgeschenks nach dem Motto: „Hier hast du es, bitte auspacken und bedienen."

Ich meine dies eher im Sinne von: „Ich habe für uns entschieden, dass Analverkehr unsere Beziehung bereichern kann und unserer Beziehung guttut. Das ist keine Selbstverständlichkeit, aber mit dir möchte ich das probieren oder praktizieren."

Durch diese Sichtweise nimmst du die dominante Rolle ein, selbst wenn du unter deinem Partner liegst oder vor ihm kniest. Frau gibt und frau nimmt.

Verletzlichkeit

Wenn ihr beide langsam, gemeinsam und vorsichtig in die Welt des Analverkehrs eintaucht, dann ist dies eine sehr sichere Sexpraktik. Allerdings bleibt die Möglichkeit, dass du Schmerzen empfindest oder verletzt wirst, minimal höher als beim Vaginalverkehr. Wenn Analverkehr seitens des Mannes rücksichtslos und sadistisch praktiziert wird, ist die Wahrscheinlichkeit sogar sehr hoch. Dieses Bewusstsein der eigenen Verletzlichkeit ist es, das vielen Frauen völlige Hingabe und damit einhergehend einen intensiveren Orgasmus beschert.

Familiäre und kulturelle Gründe

Ich muss zugeben, dass ich mir lange Gedanken gemacht habe, ob ich diesen Punkt nicht eher streichen soll. Ich habe ihn mehrmals geschrieben und wieder gelöscht. Nun habe ich mich doch entschieden, dir diesen Aspekt nicht vorzuenthalten.

In einigen Familien und Kulturen gehört es sich einfach, dass eine junge Frau als Jungfrau in die Ehe geht. Möglicherweise entscheidest du dich ja auch für diesen Weg – auch wenn dies nicht der meine war, respektiere ich ihn und respektiere dich für deine Entscheidung.

In diesem Fall bietet Analverkehr den großen Vorteil sexueller Freuden und sexueller Erfahrung ohne Verlust der Jungfräulichkeit.

Geburtenkontrolle „the easy way"

Auch bei diesem Aspekt habe ich lange gezögert und mich gefragt, ob ich ihn hier mit aufnehmen soll. Dass Analverkehr nicht zu Schwangerschaften führt, das dürfte ja wohl nun wirklich hinlänglich bekannt sein.

Trotzdem will ich kurz darauf eingehen, denn tatsächlich nennen viele Frauen als einen der Vorzüge von Analverkehr, dadurch nicht schwanger werden zu können. Natürlich können Pille, Kondome und viele weitere Verhütungsmethoden ebenso ungewollten Schwangerschaften vorbeugen. Nur gibt es im Leben vieler Frauen scheinbar von Zeit zu Zeit Situationen, in denen die Pille vergessen wurde, kein Kondom zur Hand ist oder sonstige Gründe Analverkehr zur verlockenden Alternative werden lassen.

Warnung an dieser Stelle: Ungeschützter Analverkehr birgt ein sehr hohes Infektionsrisiko in sich!

Bitte versteh mich nicht falsch: Ich stehe mit beiden Beinen im Leben, bin mehr als erfolgreich im Job und hatte noch nie einen Partner, der mich nicht auf Augenhöhe sah. Dennoch liebe ich – zumindest im Bett und zumindest von Zeit zu Zeit – das Gefühl, einfach nur benutzt zu werden. Besonders intensiv ist dieses Gefühl beim Analverkehr.

Auch wenn ich dieses Gefühl von Anfang an hatte, dauerte es doch einige Zeit und – zumindest bei mir – einige Liebhaber lang, bis ich es richtig genießen konnte.

Ich vermute, aber hier mag ich falsch liegen, dass dies biologisch-evolutionäre Gründe hat: Wenn ein Mann in deiner Vagina kommt, dann wird dein Unterbewusstsein immer ans Fortpflanzen und Kinderkriegen denken. Spritzt er dir hingegen in den Po, dann ist auch deinem Unterbewusstsein klar: Bevölkerungsrückgang hin, Familienwunsch her – heute geht es nur und ausschließlich um reine, animalische Lust.

Das Gefühl des Benutztwerdens erlebte ich nie so stark und konnte es nie so sehr genießen wie mit meinem aktuellen Partner. Mit ihm habe ich das erste Mal Ass to mouth praktiziert. Das bedeutet, dass dein Partner dich zuerst anal nimmt, um dir seinen Penis anschließend in den Mund zu stecken. So wirst du quasi „gezwungen“, den Akt entweder mit einem Blowjob zu beenden oder aber ihn sauber zu lecken, nachdem er in deinem Anus gekommen ist. Natürlich hat dies für Außenstehende etwas Erniedrigendes, aber bitte glaube mir: Wenn du selbstbewusst genug bist und diese Praktik in die Realität umsetzt, weil DU es so willst, dann kann dies das Größte sein.

An dieser Stelle nochmal der Hinweis auf Safer Sex: Ass to mouth kann toll sein - wirklich Safer Sex ist dies aber nur, wenn Ihr ein Kondom verwendet. Das lässt sich ja schnell abziehen, bevor Du sein bestes Stück in den Mund nimmst.

Intensiv – intensiver – am intensivsten

Last but not least – der in meinen Augen allerwichtigste Grund, Analverkehr unter keinen Umständen in deinem Sexleben außen vor zu lassen: Keine andere Praktik, kein noch so guter Lover und erst recht kein Sextoy dieser Welt wird dir einen intensiveren Orgasmus bescheren. Was kann es Schöneres geben?

Statistisch gesehen faken zwei von drei Frauen ihre Orgasmen. Das heißt, nur jede dritte Frau hat beim Geschlechtsverkehr mit ihrem Partner tatsächlich einen Orgasmus. Warum das so ist, fragst du dich? Nun ja, die Gründe sind natürlich vielseitig:

- Manche Frauen
- empfinden Sex als etwas Schmutziges,
- können sich nicht fallen lassen oder
- schämen sich für ihren Körper.
- Manche Männer
- sind einfach nicht ausreichend bestückt,
- halten alles über 30 Sekunden für eine langandauernde Meisterleistung oder
- interessieren sich nicht für den weiblichen Orgasmus.

Häufig jedoch kommt auch die weibliche Anatomie ins Spiel und egal wie ihr beide euch auch bemüht, dein Orgasmus bleibt einfach in weiter Ferne. Viele Frauen erzählen auch davon, dass sie zwar bei Selbstbefriedigung und Cunnilingus zum Orgasmus kommen, nicht jedoch beim Geschlechtsverkehr selbst. Hier kann Analverkehr Abhilfe schaffen, denn dabei stimuliert der Penis des Mannes deinen G-Punkt zwar nur indirekt, dafür jedoch in einem völlig neuen Winkel. Und genau das ist es, was dir den Himmel auf Erden bescheren kann: Entweder den ersten Orgasmus deines Lebens oder aber den heftigsten, intensivsten …

Aber auch wenn du bei regulärem Geschlechtsverkehr keinerlei Probleme hast zu kommen, solltest du deinen Partner unbedingt bitten, deinen Anus in euer Liebesspiel einzubeziehen. Ich persönlich, aber auch viele meiner Freundinnen, lieben Vaginalverkehr – nur Analverkehr ist eine Nummer größer. Mehr als nur eine Frau hat mir Erfahrungen geschildert, die sich mit meiner decken: dass ihre Scheide während des Analverkehrs deutlich feuchter und viel empfindlicher für die Stimulierung mit der eigenen Hand ist.

Kapitel 3

Was stört manche Frauen am Analverkehr?

Da ich es mir mit diesem Buch zum Ziel gesetzt habe, dir die Freuden des Analverkehrs aufzuzeigen und dir auf deinem Weg zum genussvollen Sex durch die Hintertüre beizustehen, wollte ich das Folgende eigentlich ursprünglich verschweigen. Irgendwie wäre dieser Ratgeber ohne dieses Kapitel jedoch unvollständig gewesen. Von daher:

Ja, ich gestehe: Nicht jede Frau liebt Analverkehr!

Es kann schmerzhaft sein

Der gewichtigste Grund, der Frauen davon abhält, die Freuden des Analverkehrs in ihr Liebesleben zu integrieren, sind die dabei unter Umständen auftretenden Schmerzen. Diese lassen sich tatsächlich nicht von der Hand weisen – unser Anus wurde eben von Haus aus nicht dafür designt, Dinge hineinzustecken. Vielmehr ist er so konstruiert, dass Dinge den Weg aus ihm herausfinden. Anders als die Vagina, die dafür konstruiert wurde, sich zu dehnen und einem Penis oder sogar einem Kind freie Fahrt zu ermöglichen, kann selbst ein kleiner Penis unser Hinterteil vor große Herausforderungen stellen.

Vorsichtig und mit Bedacht umgesetzt jedoch kann ein liebevoller Partner jede Frau davon überzeugen, dass Analverkehr nicht unbedingt mit Schmerzen zu tun haben muss. Deshalb sollte dein Partner sowohl einfühlsam und zärtlich vorgehen als auch ausreichend Gleitmittel verwenden. Aber dazu mehr zu einem späteren Zeitpunkt.

Es kann schmutzig werden

Wir Frauen legen so viel Wert darauf, uns herauszuputzen und hübsch zu machen, dass manche unserer Geschlechtsgenossinnen einfach nicht nachvollziehen können, wie eine potenziell schmutzige Spielart beim Sex tatsächlich Spaß machen kann. Einer der am häufigsten genannten Gründe, Analverkehr zu meiden, ist tatsächlich die Angst sich, den Partner oder das Bettlaken schmutzig zu machen.

Sollte dies tatsächlich ein Grund sein, weshalb du zögerst, Analverkehr in dein Liebesspiel mit einzubeziehen, dann lass dir gesagt sein: In den wenigsten Fällen wird es beim Analverkehr tatsächlich so schmutzig, dass mehr Taschentücher benötigt werden als bei regulärem Geschlechtsverkehr. Sollte dich diese Aussicht nicht ausreichend beruhigt haben, dann lies dich einige Seite weiter in das Kapitel Frühjahrsputz ein und verwende einfach eine Analdusche – so kannst du dem von dir befürchteten Missgeschick vorbeugen und sein bestes Stück bedenkenlos in deinen Anus aufnehmen.

Mangelnde Spontaneität

Eine Sache, die selbst mich als bekennende Liebhaberin des Analverkehrs stört, ist der daraus resultierende Mangel an Spontaneität. Während einer längeren Autobahnfahrt einfach mal auf einen ruhigen, wenig frequentierten Parkplatz fahren und der Lust freien Lauf lassen, das geht eigentlich nur bei Vaginalverkehr. Im Gegensatz zu deiner Vagina, die evolutionär dafür bestimmt ist, einen Penis aufzunehmen, benötigt dein Hinterteil etwas Vorbereitung. Anders als deine Vagina produziert dein Hinterteil nicht sein eigenes Gleitmittel, weshalb ihr unbedingt ein gutes Gleitmittel einsetzen solltet. Außerdem ist ein minutenlanges Vorspiel und das Dehnen mit den Fingern Voraussetzung dafür, dass frau die Penetration ihres Anus schmerzfrei genießen kann.

Infektionsrisiko

Auch wenn der Stand der Forschung nicht zu einhundert Prozent eindeutig ist (Wo ist er das schon jemals?) steht Folgendes fest: Das Ansteckungsrisiko für Geschlechtskrankheiten (beispielsweise HIV) ist bei Analverkehr aufgrund von Mikroverletzungen signifikant höher als beim Vaginalverkehr.

Aber jetzt mal ehrlich: Ungeschützter Geschlechtsverkehr sollte generell so lange ein No-Go bleiben, bis du sein „Gesundheitszeugnis" schwarz auf weiß gesehen hast! Und damit meine ich die Penetration wirklich jeder deiner Körperöffnungen! Du hast nur eine Gesundheit, du hast nur ein Leben – schütze dich!!!

Homosexualität

Glaub es mir oder nicht: Mehr als eine Frau hat mir davon berichtet, bei Analverkehr habe sie stets das Gefühl, ihr Partner sei im Innersten seines Herzens eigentlich schwul. Von daher laut, klar und eindeutig:

Heterosexuelle Männer stehen auf Analverkehr mit Frauen!

Warten auf Tag X

Manche Frauen sparen sich die Entjungferung ihres Hinterteils für einen ganz besonderen Tag, Moment und Partner auf. So weit so gut. Das Dumme ist nur: Wenn der ganz besondere Tag, Moment oder Partner nie kommt, dann verzichtest du umsonst auf ein wunderschönes Element deines Liebeslebens. Dumm gelaufen ;).

Mangelndes Vertrauen

Hierbei handelt es sich um einen wirklich guten Grund! So lange du einem Kerl nicht ausreichend vertraust und dich nicht darauf verlassen kannst, dass er vorsichtig und rücksichtsvoll sein wird, solltest du tatsächlich die Finger vom Analverkehr lassen. Vielleicht sogar vom Kerl selbst?

Nicht mein Ding

Analverkehr ist nicht dein Ding – in Ordnung! Dieser Grund ist nicht nur einleuchtend, sondern darüber hinaus der tatsächlich gewichtigste. Wenn du Analverkehr ausprobiert hast und es dir keine

Freude bereitet, dann lass es! Und schieß bitte jeden Kerl in den Wind, der dich trotzdem dazu überreden will! Ich liebe Sushi, aber nicht jeder muss ein Liebhaber rohen Fischs werden.

Kapitel 4

Biologie für Anfänger ;)

Die Grundlagen

Schulartübergreifend ist Sexualkunde bundesweit fester Bestandteil aller Lehrpläne! Aber ausgerechnet da bist du krank gewesen? Kein Problem! Bevor wir uns dem eigentlichen Analverkehr zuwenden, will ich dir kurz das wichtigste Basiswissen vermitteln.

So unterschiedlich der weibliche und der männliche Körper sonst auch sind, so ähneln sie sich doch bezüglich des Aufbaus ihres Hinterteils. Da weibliche und männliche Hintern nahezu identisch aufgebaut sind, kann deren Stimulation nicht nur Frauen, sondern auch Männern große Lust bescheren.

Grob vereinfacht sind für uns, abgesehen von deinen süßen kleinen Pobacken, vor allem drei Teile deines Körpers von besonderer Relevanz:

1. Anus und Schließmuskel
2. Mastdarm (Rektum)
3. Darm

Der menschliche Anus besteht aus mehreren ringförmig angelegten Muskeln, deren Aufgabe eindeutig ist: Sie verhindern, dass der Inhalt deines Darms diesen ungewollt verlässt. Diese Muskeln werden in innere und äußere Schließmuskeln unterteilt. Während die äußeren Muskeln sehr einfach kontrahiert oder entspannt werden können, lassen sich die inneren kaum bewusst kontrollieren. Dies zu wissen ist für uns besonders wichtig. Diese Muskeln, die sich kaum bewusst entspannen lassen, zwingen uns nämlich dazu, bei der Penetration des Anus größte Vorsicht walten zu lassen. In einem der weiteren Kapitel stelle ich dir einige Übungen vor, mit denen du nach und nach lernen kannst, auch die innere Muskulatur deines Anus etwas zu kontrollieren und bewusst zu entspannen.

Wenn dein Liebhaber dies vergisst oder sich im Eifer des Gefechts nicht zurückhalten kann, können kleine Adern verletzt werden, die sich nah unter der Haut deines Anus befinden. Solche Verletzungen sind nicht nur schmerzhaft, sondern können sich entzünden und sogar zu äußerst schmerzhaften Hämorrhoiden führen.

Außer den Adern befinden sich rings um deinen Anus auch sehr empfindliche Nerven, deren Stimulation die Lust beim Analverkehr ausmacht. Vielleicht hast du dies auch ohne wirklichen Analverkehr schon einmal gespürt, wenn dein Partner dir beim vaginalen Liebesspiel einen Finger in den Po eingeführt hat. Die Vielzahl der Äderchen und Nerven machen den Anus zu einer der empfindlichsten und erogensten Zonen des menschlichen Körpers. Leider auch zu der erogenen Zone, die am häufigsten vernachlässigt oder vergessen wird. Du kannst dir sicher sein: regelmäßiges Duschen, Baden und die ganz reguläre Körperhygiene sorgen dafür, dass er sauber ist.

Rundherum um deinen Anus finden sich kleine, feine Härchen. Dies ist bei jedem so – ob du sie rasieren möchtest oder nicht, bleibt einzig und allein dir überlassen.

Direkt hinter dem Anus schließt sich der Mastdarm an. In diesem etwa 15 bis 20 Zentimeter langen Gang sammeln sich deine Ausscheidungen, bevor du zur Toilette gehst. Der Mastdarm besteht aus einer mit Schleimhäuten überzogenen dünnen Muskelschicht. Hier spielt sich der übliche Analverkehr ab. Dies zu wissen ist wichtig, denn daraus resultiert das Folgende: Wenn du deinen Mastdarm entleert hast, kannst du Analverkehr haben, ohne mit größeren Ausscheidungen rechnen zu müssen.

Vorsicht ist bei Analverkehr insofern angebracht,

als der Mastdarm absolut schmerzunempfindlich ist und Verletzungen durch ungepflegte Fingernägel oder spitze Gegenstände so zunächst unentdeckt bleiben.

Der Darm selbst ist der Ort, in dem die Verdauung stattfindet. Er bleibt in den meisten Fällen beim Analverkehr außen vor. Auch ich möchte an dieser Stelle gar nicht so viel dazu schreiben, denn das rektale Einführen besonders langer Gegenstände in den Darm ist nicht ungefährlich und wirklich nicht mein Ding. Sollte dich diese in Pornofilmen gelegentlich gezeigte Praktik wirklich reizen, dann musst du dir leider eine andere Lehrmeisterin suchen. Ich stehe dafür nicht zur Verfügung – sorry ;).

Zusätzlich will ich an dieser Stelle noch auf zwei Dinge eingehen:

G-Punkt

G-Punkt, fragst du? Ist der nicht irgendwo in deiner Vagina zu finden? Logo! Richtig gedacht! Den G-Punkt findest du etwa eine Fingerlänge nach deinem Scheideneingang. Diese raue, eher faltige Stelle lässt sich gut selbst ertasten und kann dir schon durch leichte Stimulation große Lust bescheren. Für den

Analverkehr ist der G-Punkt insofern relevant, als er durch den Penis in deinem Allerwertesten gut stimuliert wird.

PC-Muskel

Nein, PC-Muskel steht hier keineswegs für einen Muskel, den du beim exzessiven „World Of Warcraft"-Spielen trainierst. PC ist hier die Abkürzung für pubococcygeus. PC-Muskel lässt sich aber leichter aussprechen und definitiv leichter schreiben (Glaube mir, hier habe ich die korrekte Schreibweise mehrfach googeln müssen!).

Der PC-Muskel zieht sich sowohl bei Männern als auch bei Frauen vom Schambein zum Steißbein. Beiden Geschlechtern gleich ist auch, dass dieser Muskel sich bei sexueller Erregung und beim Orgasmus zusammenzieht.

Kapitel 5

Trainingssache

Die am Analverkehr beteiligten Muskeln lassen sich mit einigen wenigen Übungen gut trainieren. Keine Angst, du musst dazu nicht Mitglied in einem Fitnessstudio werden und massig Zeit investieren. Einige wenige Minuten jeden zweiten Tag reichen bereits, um sich der einzelnen Muskeln bewusst zu werden, ein Gefühl für sie zu entwickeln und sie bewusst steuern zu können. Wenn du Analverkehr wirklich genießen und dabei maximale Lust empfinden möchtest, solltest du unbedingt PC-Muskel, Ringmuskulatur des Anus und die umliegende Muskulatur trainieren.

Die dafür nötigen Übungen kannst du im Stehen, im Liegen oder im Sitzen durchführen. Ich persönlich habe mir angewöhnt, sie während des Zähneputzens zu machen. Natürlich kannst du auch täglich üben, aber ich empfehle dir, stets einen Tag Pause zu machen. Wahrscheinlich wirst du schnell verstehen, weshalb dieser Tipp Gold wert ist. In manchen Körperteilen hatte man einfach noch nie einen Muskelkater ;). Solltest du beim Training deines

PC-Muskels Schmerzen verspüren, dann konsultiere bitte einen Arzt.

Sehr gut lassen sich diese Übungen auch in das Vorspiel integrieren oder während des Masturbierens praktizieren, da dadurch der Blutfluss in den umliegenden Körperregionen verstärkt wird. Viele Frauen berichten, dass regelmäßiges Training des PC-Muskels ihnen sogar zu besonders intensiven Orgasmen verholfen hat und sie nun wesentlich leichter erregbar sind.

Übung 1 – Wer sucht, der findet

Zunächst gilt es, deinen PC-Muskel genau zu lokalisieren. Stell dir dazu einfach vor, du wärst auf der Toilette, um Wasser zu lassen, und würdest versuchen, den Urinstrahl zu unterbrechen. Gern kannst du diese Übung auch durchführen, wenn du tatsächlich urinieren musst. Der Muskel, den du anspannen musst, um den Wasserstrahl zu stoppen, das ist dein so wichtiger PC-Muskel. Wenn du während dieser Übung mit einem Finger die Stelle zwischen Vagina und Anus abtastest, kannst du sogar spüren, wie er sich kontrahiert.

Übung 2 – Ganz entspannt

Atme tief ein und spanne währenddessen deinen PC-Muskel an. Halte anschließend die Luft für einen Moment an, während du die Kontraktion beibehältst. Anschließend atmest du langsam aus und spürst, wie sich dabei auch dein PC-Muskel entspannt. Die Kombination aus Atemübung und Muskelanspannung sorgt dafür, dass dein Körper sich auf ganz natürliche Weise entspannt. Diese Übung kannst du auch nach dem Zubettgehen durchführen, um am Ende des Tages zur Ruhe zu kommen.

Übung 3 – Kurz und knackig

Auch bei dieser Übung atmest du tief ein. Während du Luft holst, spannst du deinen PC-Muskel mehrmals kurz, aber kräftig an und löst die Spannung sehr schnell wieder. Dieses kurze Anspannen sollte so schnell wie möglich geschehen, richtig stoßweise. Wenn du ausatmest und die Luft aus deinen Lungen strömt, entspannst du dich und deinen PC-Muskel komplett.

Übung 4 – Vakuum

Bei dieser Übung atmest du ein und versuchst Wasser in deine Vagina und deinen Anus zu saugen. Nein, natürlich setzt du dich dazu nicht in die Badewanne. Bei dieser Trockenübung stellst du es dir nur vor. Beim Ausatmen tust du so, als würdest du all das eingesaugte Wasser wieder aus Vagina und Anus pressen. Pass nur auf, dass dabei dein Slip nicht wirklich feucht wird ;).

Mit dieser Übung trainierst du weniger deinen PC-Muskel als vielmehr deine ebenfalls wichtige Bauch- und Beckenbodenmuskulatur.

Kapitel 6

Auf los geht's los – erste Vorbereitungen

Fingernägel

Um die Penetration sowohl für dich als auch für deinen Partner leichter und angenehmer zu gestalten, ist es notwendig, dass ihr deinen Anus zunächst etwas vordehnt und auf das Eindringen des Penis vorbereitet. Auch wenn man hierzu unterschiedliche Sextoys einsetzen kann, tut man das in der Regel mit den Fingern.

Da aber der Anus selbst wie auch der Mastdarm sehr empfindlich sind und leicht verletzt werden können (viel leichter als die Vagina), müssen die Fingernägel gepflegt sein. Scharfe Kanten oder übertriebene Spitzen verwandeln eure Fingernägel in scharfe Dolche, die deine Haut an den empfindlichen Stellen verletzen und gefährliche Infektionen nach sich ziehen können. Dies gilt auch für den Fall, dass ihr euch entscheidet, Gummihandschuhe zu tragen, wie sie sich in jedem Erste-Hilfe-Set befinden.

Kurze, gepflegte Nägel stellen von vornherein sicher, dass euer Analexperiment schmerz- und verletzungsfrei ablaufen kann.

An dieser Stelle will ich nicht all die unterschiedlichen Spielsachen für Erwachsene aufzählen, die sich beim Analverkehr einsetzen lassen. Vielmehr möchte ich dich auch hier dazu anhalten, deine Gesundheit wertzuschätzen und großen Wert auf Hygiene zu legen.

Halten wir fest: Wirklich alles, was ihr in deinem Anus verschwinden lassen wollt, muss wirklich sauber sein! Das gilt für die Hände deines Partners genauso wie für Analplugs, Dildos und alles andere. Meine persönliche Empfehlung: Glasdildos – besonders leicht zu reinigen!

Heißes Wasser und antibakterielle Seife ist in den meisten Fällen eine gute Idee, aber gerade Sextoys verlangen häufig nach mehr. Hier gilt es, gründlich die Anleitung zu lesen und entsprechend zu handeln. Alternativ könnt ihr auch Kondome über die einzelnen Gegenstände ziehen, die ihr bei dir einführt. Dies gilt auch für brandneue Helferlein, die ihr gerade erst aus der Packung holt.

Ein wichtiger Hinweis an dieser Stelle: Wirklich alles – sei es Finger, Dildo oder sonstiges, das einmal in deinem Hintern steckte, muss gründlich gewaschen oder mit einem neuen Kondom ausgestattet werden, bevor es mit deiner Vagina in Berührung kommt. Sextoys oder Gegenstände direkt vom Anus zur Vagina zu bewegen ist ein todsicherer Weg, um sich vaginale Infektionen einzufangen.

Und noch ein Hinweis für diejenigen, deren Sexleben etwas wilder ausfällt: Spielzeuge für den Analverkehr kommen niemals – wirklich niemals – bei anderen Personen zum Einsatz.

Dein Anus

Ballaststoffreiche Nahrung ist gesund für dich – aber wenn du gerade unter Blähungen leidest, solltest du darüber nachdenken, den Analverkehr zu verschieben. Im Idealfall entleerst du vorher deinen Mastdarm auf der Toilette, da dies die Penetration für beide Seiten angenehmer gestaltet. Nachdem du Stuhlgang hattest, verbleibt in der Regel nur ein minimaler, zu vernachlässigender Rest in deinem Mastdarm, der nicht weiter stört.

Natürlich lassen sich hier auch Klistiere und Analduschen einsetzen, aber diese sind nicht wirklich notwendig. Ich gehe unter der Überschrift Frühjahrsputzspäter auf sie ein.

Manche Frauen sind entspannter, wenn sie vor dem Analverkehr eine Dusche oder ein Bad nehmen – vielleicht kannst auch du dich dann leichter fallen lassen und bist dir sicher, dass dein Anus sauber ist.

Entspannung

Entspannung – und zwar bei beiden Beteiligten – ist die Grundlage für genussvollen Analverkehr. Weder die aufgeregte und verkrampfte Frau noch der nervöse und vor Erregung zitternde Mann sind gute Analliebhaber.

Vergiss nicht, dass du geübt hast, deine am Analverkehr beteiligte Muskulatur bewusst zu kontrahieren und zu entspannen, und dass dies von großer Wichtigkeit für den Analverkehr ist. Stress, Angst und Sorgen sind der sicherste Weg zu schmerzhaftem Analverkehr.

Wenn jedoch sowohl dein Körper als auch dein Geist entspannt und bereit für erotische Abenteuer sind, steht deiner Lust nichts mehr im Weg. Von daher: Vorspiel intensivieren, Ablenkungen minimieren und einfach die Seele baumeln lassen.

Sicherheit geht vor

Ja, dieses Thema beschäftigt mich in all meinen Ratgebern – aber es ist einfach zu wichtig, als dass man es außen vor lassen könnte: Safer Sex!

Es gab eine Zeit in den 1990er-Jahren, da waren HIV und Aids ein wirklich großes Thema und nur die Allerwenigsten – vielleicht sollte ich besser sagen die Risikobereitesten – haben darauf verzichtet, sich beim Geschlechtsverkehr zu schützen. Heute scheint dies in meiner Wahrnehmung anders zu sein: Neue Themen beherrschen die Medien und HIV hat in den Augen vieler an Schrecken verloren. Dennoch führe dir stets vor Augen: Deine Gesundheit ist dein wertvollstes Gut und bereits einmaliger ungeschützter Geschlechtsverkehr kann zur Ansteckung führen!

Von daher: Safer Sex lautet die Devise auch bei Analverkehr. Safer Sex, das bedeutet für mich zwei Dinge:

1. Wenn du in einer festen Beziehung bist und ihr beide euch in gegenseitigem Einvernehmen dafür entschieden habt, monogam zu leben (inwieweit dein Partner dies auch so sieht und du ihm vertrauen willst, kannst nur du beantworten), dann solltet ihr unbedingt einen HIV-Test machen, bevor ihr auf Kon-

dome verzichtet.

2. Wenn du Analverkehr jedoch einfach so mit einem weitgehend beliebigen Lover praktizieren möchtest oder du mit deinem Partner eine offene Beziehung führst, dann ist meine Bitte an dich eindeutig: Verwendet erstens Kondome und vereinbart zweitens, dass er seinen Penis vor dem Orgasmus aus deinem Anus zieht. Gerade beim Analverkehr ist das Risiko einer HIV-Infektion aufgrund der kleinen Mikroverletzungen im Analbereich zu groß, als dass man es eingehen sollte. Nie vergessen: Selbst das beste Kondom kann platzen und bietet keinen hundertprozentigen Schutz.

Kommunikation und Offenheit

Gerade die Pros und Kontras zu Beginn dieses Ratgebers sollten dir eigentlich schon deutlich gemacht haben: Beim Analverkehr ist es noch wichtiger als beim Vaginalverkehr, dass ihr beide als Team funktioniert und euch über eure Ängste und Hemmungen, aber auch über eure Vorlieben und eure Fantasien austauscht. Also:

Redet miteinander!

Am besten besprecht ihr schon lange vorher, wie ihr euch das erste Mal vorstellt. Gemütlich und entspannt auf der Couch oder einfach nur im Bett kuschelnd fällt es den meisten einfacher, sich zu offenbaren. Vermeidet es nach Möglichkeit, noch schnell letzte Details besprechen zu müssen, wenn er bereits mit erigiertem Penis hinter dir kniet.

Wichtig bei diesem Gespräch über Ängste und Hemmungen ist, dass ihr tatsächlich ehrlich zueinander seid und euch nichts verschweigt. Um das Thema Analverkehr ranken sich so viele Gerüchte und unsere Gesellschaft hat über so lange Zeit Halbwahrheiten und Unwahrheiten über diese Form des Geschlechtsverkehrs verbreitet, dass es nur normal ist, wenn ihr unsicher seid. Nehmt euch gegenseitig diese Ängste und legt verbindliche Regeln fest. Vereinbart darüber hinaus auch, dass jeder Beteiligte die ganze Aktion jederzeit stoppen kann. Beide Partner sollten wissen, dass sie sich auf nichts einlassen, das ihnen Schmerzen bereitet, ihre Gesundheit gefährdet oder ihnen unangenehm ist.

Auch bezüglich eurer Vorlieben und Fantasien solltet ihr offen zueinander sein. Habt ihr euch erst einmal für den Verkehr durch die Hintertüre entschieden, gibt es wirklich keinen Grund für Schüchternheit mehr. Erklärt euch gegenseitig, weshalb ihr euch auf diese Erfahrung einlasst, und was ihr euch davon versprecht. Gerade was Analverkehr angeht, herrscht erfahrungsgemäß eine große Kluft zwischen den geheimen Wünschen und Träumen der Menschen und dem offen Artikulierten. Seht zu, dass ihr diese Kluft schließt und euch eure geheimsten Fantasien anvertraut – nur so können diese Realität werden.

Solostück

Erinnerst du dich noch an dein erstes Mal? Das erste Mal, dass du mit einem Jungen oder mit einem Mann geschlafen hast? Der Tag oder die Nacht, in der du entjungfert wurdest? Ich stelle mal zwei Behauptungen auf:

(1) Du bist damals sehr aufgeregt gewesen.

(2) Du hattest im Vorfeld schon das ein oder andere Mal deine Vagina betrachtet und gestreichelt.

So selbstverständlich es bei Vaginalverkehr ist, so unüblich ist es (leider) für viele Mädchen und Frauen, ihren Anus einer genauen Betrachtung zu unterziehen und auf Entdeckungstour zu gehen, bevor sie diesen einem Mann anbieten.

Am besten hältst du einfach einen kleinen Handspiegel und Gleitgel bereit, wenn du das nächste Mal masturbierst – du masturbierst doch, oder? Untersuchungen zeigen, dass Frauen, die regelmäßig selbst Hand anlegen, beim Geschlechtsverkehr mit einem Partner signifikant häufiger kommen. und such dir einen gut beleuchteten Ort, an dem du es gemütlich hast. Leise Musik, Kerzenschein oder sogar Duftstäbchen können dir helfen zu entspannen.

Nutze jetzt den Spiegel und betrachte deinen Anus ganz genau. Schau dir an, was deinen Partner in Verzückung geraten lässt und was seinen Penis härter werden lässt als jedes Pin-up-Modell. Jetzt kannst du anfangen, deine Pobacken und deine inneren Oberschenkel zu streicheln und nach und nach sogar etwas fester zu massieren. Hetze dich dabei nicht, sondern lass dir genau die Zeit, die du brauchst. Kannst du schon erkennen, wie dein Anus auf die Streicheleinheiten und die Massage reagiert? Siehst du, spürst du, wie er sich entspannt?

Wenn du dich bereit fühlst, kannst du deinen Anus mit einem Finger sanft und zärtlich massieren. Bitte den Finger noch nicht einführen. Wirklich einfach nur den Anus massieren und spüren, wie dieser unter deiner Fingerspitze reagiert. Welche

Gefühle senden die Nerven an dieser Stelle deines Körpers aus?

Wenn du nun möchtest, kannst du etwas Gleitmittel zu Hilfe nehmen und den Finger langsam einführen. Wie fühlt sich das an? Spürst du die Dehnung? Ob du den Finger einfach verharren lässt und das Gefühl des Ausgefüllt-seins genießt oder ob du ihn langsam, aber sicher ein- und ausführst, bleibt dir überlassen.

Ideal ist es, wenn du derartige Spielereien in das generelle Masturbieren einbaust. Dann kannst du mit einer Hand deine Vagina verwöhnen und mit der anderen deinen Anus nach und nach an ungewohnte Berührungen gewöhnen. Aber Achtung! Wechsle dabei nie die Hände! Eine Hand oder ein Finger, der in Kontakt mit deinem Anus war, sollte nie deine Vagina berühren. Unangenehme und nervige Infektionen könnten die Folge sein.

Kapitel 7

Los geht's - Das Vorspiel

Wenn ihr bereits fleißig zugange seid und euch gegenseitig so richtig heiß gemacht habt, dann sollte der Penis nicht das Erste sein, das ihr in deinen Anus einführt. Fangt am besten mit einem Finger an. Der hat einen deutlich geringeren Umfang und ist flexibel und feinfühlig. Auf diese Weise könnt ihr vorsichtig deinen Anus erkunden und dieser gewöhnt sich nach und nach an die Dehnung. Wie ihr das mit den Fingernägeln handhaben solltet, habe ich euch ja bereits erklärt. Wenn ihr dazu Handschuhe tragen möchtet, empfehle ich OP-Handschuhe, die ihr in jeder Apotheke oder im Drogeriemarkt bekommt. Achtet darauf, dass diese wirklich die richtige Größe haben, denn wenn sie Falten schlagen, kann das sehr unangenehm sein.

Was ist zu tun?

Dein Partner sollte einen Finger und deine Rosette mit reichlich Gleitmittel einschmieren und deinen Anus sowie die umliegende Körperregion erkunden.

Zunächst wird sich dein Schließmuskel vermutlich noch zusammenziehen, aber das ist ganz normal und gibt sich recht schnell. Wenn er mit seinem Finger langsam und vorsichtig auf deinen Anus drückt, wird er schnell spüren, wie dein Schließmuskel nachgibt. Dann kann er einen (!) Finger vorsichtig tiefer und tiefer einführen.

Deine Aufgabe währenddessen ist einfach gesagt: Du entspannst dich, lässt dich fallen und begibst dich ganz in die Hände deines Partners. Signalisiere ihm durch leichtes Stöhnen, wenn dir gefällt, was er tut, oder sag ihm deutlich, wenn er zu schnell vorgeht und du Schmerzen empfindest.

Wichtig ist, dass dein Partner seinen Finger nur millimeterweise tiefer einführt und immer dann bewegungslos verharrt, wenn er spürt, wie dein Schließmuskel sich zusammenzieht. Macht euch beiden klar, dass ihr nie gegen einen kontrahierten Schließmuskel ankämpfen dürft. Dies würde nur zu Verletzungen und Schmerzen führen.

An irgendeiner Stelle wird der Finger auf den inneren Schließmuskel stoßen und sollte dann noch vorsichtiger weitergeführt werden, da der innere Schließmuskel nicht willentlich entspannt werden kann. Diesen zu penetrieren kann gut und gern zehn

Minuten und länger dauern.

Ist das Vorhaben gelungen und der Finger wurde tatsächlich erfolgreich in deinem Anus versenkt, dann gibt es verschiedene Möglichkeiten, wie ihr weitermachen könnt:

Ihr könnt etwas warten, bis dein Körper sich an den Fremdkörper gewöhnt hat.

Du kannst dich von deinem Partner mit dem Finger ficken lassen.

Er kann weitere Finger zu Hilfe nehmen und deinen Anus langsam weiterdehnen und auf seinen Penis vorbereiten.

Dein Job ist auch hier, deinem Partner zu signalisieren, was dir gefällt und was nicht. Am besten atmest du ruhig und gleichmäßig. Die einzige Möglichkeit, um deinem Partner bei der Penetration deines inneren Schließmuskels zu helfen, ist folgende: Wenn du merkst, dass er mit seinem Finger nicht weiterkommt, dann baust du leichten Gegendruck auf, als ob du ihn wieder herausdrücken möchtest. Dieses Drücken – ähnlich wie auf der Toilette – öffnet und entspannt deinen Schließmuskel.

Der Analverkehr selbst

Erst wenn sich drei Finger ohne Schmerzen und Probleme einführen lassen, könnt ihr die nächste Stufe der sexuellen Offenbarung zünden und den Penis oder einen Dildo einführen. Auch hier gilt:

> Das Gleitmittel kann nicht zu viel sein,
> die Geschwindigkeit kann nicht zu niedrig sein.

Achtet immer darauf, im Eifer des Gefechts nicht hektisch zu werden. Wenn ihr an einer Stelle nicht weiterkommt oder das Gefühl habt: „Heute wird's wohl nichts", dann verbucht das Ganze als nette Erfahrung und verschiebt den eigentlichen Analverkehr auf ein späteres Mal.

Nachspielzeit

Wenn dein Partner beim Analverkehr gekommen ist – wirklich nur, wenn dies vorher so besprochen war – dann gilt für ihn: nicht plötzlich aus deinem Anus zurückziehen. Alles was dort eingeführt wurde, sollte vorsichtig und erst nach und nach wieder herausgezogen werden. Selbst wenn der Sex zuvor fantastisch war, haben viele Frauen in diesem Moment ein eher ungutes Gefühl und machen sich Sorgen:

Muss ich pupsen?

Läuft sein Sperma bräunlich gefärbt aus mir heraus?

Kann ich mich überhaupt bewegen, ohne dass mein geweiteter Schließmuskel meinen Darminhalt von sich gibt?

Diese Sorgen sind ganz natürlich und eine wirkliche Ideallösung kann ich dir leider nicht präsentieren. Aber ich kann dir verraten, wie ich dies früher gemacht habe. Von dieser Methode hat mittlerweile schon eine große Vielzahl an Frauen profitiert:

Am besten bleibst du, nachdem dein Partner sich aus dir zurückgezogen hat, noch einige Minuten auf dem Bauch liegen und atmest ruhig ein und aus. So kannst du dich genauso entspannen wie auch dein beanspruchter Schließmuskel. Deinen Partner kannst du solange ja zum Duschen schicken. Nachdem du einige Minuten geruht hast, bewegst du deinen malträtierten Hintern zur Toilette oder Dusche und säuberst ihn vom Gleitmittel und den Hinterlassenschaften deines Partners. Dass dabei auch etwas Luft entweicht, ist ganz normal und sollte dich nicht weiter stören.

Kapitel 8

Geeignete Stellungen für anale Freuden

Doggy Style – der Klassiker

Beim Klassiker unter den für Analverkehr geeigneten Stellungen kniest du im Vierfüßlerstand bequem vor deinem Partner und kannst dich dabei getrost entspannen. Er hingegen kniet hinter dir – und hat fast die ganze „Arbeit" zu verrichten ;).

Diese Stellung kennen die meisten Paare, die sich an Analverkehr wagen, bereits vom Vaginalverkehr, weshalb sie ihnen vertraut ist. Viele Männer mögen diese Stellung, weil sie hier sehr genau sehen, wie ihr Penis in deinen Anus eindringt und sie dadurch zusätzlich angetörnt werden. Außerdem haben sie deine Hüften vor sich, können dich dort gut packen und bei Bedarf etwas härter zustoßen.

Aber auch für uns Frauen bietet der Doggy Style Vorteile. Du profitierst davon, dass du genau kontrollieren kannst, wie tief er in dich eindringt: Ein Hohlkreuz ermöglicht besonders tiefe Stöße, während ein nach vorne verlagerter Oberkörper ein zu tiefes Eindringen verhindert.

Missionarsstellung

Die Missionarsstellung ist DIE Stellung beim Geschlechtsverkehr schlechthin; vor allem bei vaginalem Verkehr. Dabei liegst du entspannt auf dem Rücken und dein Partner dringt … aber das muss ich dir wohl nicht wirklich erklären.

Diese Stellung kann auch bei Analverkehr sehr angenehm sein, da ihr beide euch dabei sehr nahe sein könnt. Er möchte dir zärtlich liebevolle Worte ins Ohr flüstern, während er deinen Hintern penetriert? Oder ihr steht auf Dirty Talk? Kein Problem bei der Missionarsstellung.

Allerdings muss dein Partner hier unbedingt einfühlsam und rücksichtsvoll vorgehen, denn du hast kaum eine Chance, Winkel und Tiefe der Penetration zu beeinflussen.

Löffelchenstellung

Bei dieser Stellung liegst du mit mehr oder weniger angewinkelten Beinen auf der Seite, während dein Partner hinter dir liegt. Somit spürst du seine Brust an Deinem Rücken.

Die Löffelchenstellung hast du vermutlich auch

beim Vaginalverkehr schon mehrmals erprobt. Es vermittelt vielen Paaren ein besonderes Gefühl der Intimität und Nähe, wenn beide auf der Seite liegend eng aneinander gekuschelt auf diese Weise Liebe machen.

Aber auch für den Analverkehr ist diese Stellung gut geeignet. Vor allem wenn du noch eher unerfahren und unsicher bist, kann es dich beruhigen, deinen Partner nah bei dir zu spüren. Darüber hinaus hat diese Stellung den Vorteil, dass er seine Hände frei hat, um dich zu streicheln, deine Brüste zu verwöhnen oder deine Klitoris zu stimulieren.

Kleiner Tipp an dieser Stelle: Wenn du dich stärker nach vorne beugst und deine Beine ausstreckst, fällt es ihm leichter, in deinen Schließmuskel einzudringen.

Das schlafende Lamm

Lass dich vom seltsam anmutenden Namen dieser Stellung nicht irritieren – sie ist ideal für Analverkehr und vor allem für Beginner sehr gut geeignet. Dabei liegst du flach auf dem Bauch. Ein Bein ist ausgestreckt. Das andere Bein liegt zwar auch flach auf der Matratze, ist dabei jedoch angewinkelt. Dein

(Sex-)Partner platziert ein Knie links neben deinem ausgestreckten Bein, das andere rechts von diesem.

Auf diese Art und Weise kann er dich sanft massieren (Es gibt das ein oder andere tolle Gleitgel, das sich auch als Massage-Gel eignet) und für Entspannung sorgen. Das ist ja schließlich die Grundvoraussetzung für guten Analverkehr. Ein Vorteil für Beginner bei dieser Stellung: Durch den besonders flachen Winkel kann er weder allzu tief in dich eindringen noch zu heftig zustoßen. Aber keine Angst: Der Wechsel in den Doggy Style ist jederzeit möglich ;).

Doggy Style im Stehen

Bei dieser Stellung steht dein Partner hinter dir und dringt in deinen Anus ein, während du dich nach vorne beugst und ihm deinen Hintern entgegenstreckst. Am bequemsten hast du es dabei, wenn du dich mit den Händen auf einem Stuhl abstützt oder mit dem Oberkörper auf einen Tisch legst.

Diese Stellung hat zunächst einmal den Vorteil, dass sie nicht im Bett stattfindet und dadurch – zumindest für Analverkehr – etwas Besonderes ist. Darüber hinaus bietet sie euch die Möglichkeit – wenn du genug gedehnt bist, ausreichend Gleitmittel vorhanden ist und ihr beide es wollt – es auch heftiger zu treiben. In dieser Stellung kann er dich gut an den Hüften packen und kraftvoll in dich eindringen. Unabhängig davon empfinden viele Frauen diese Stellung als besonders angenehm, da der Penis dabei in einem anderen Winkel in ihren Anus eintritt als beim regulären Doggy Style.

Reiterstellung einmal anders

Wahrscheinlich kennst du diese Stellung bereits vom Vaginalverkehr – dort wird sie wirklich sehr häufig praktiziert. Während dein Partner dabei entspannt auf dem Rücken liegt, sitzt du auf ihm, drehst ihm dabei den Rücken zu und reitest geradezu dem Orgasmus entgegen.

Diese Stellung ist bei im Analverkehr erfahrenen Paaren sehr beliebt, da hier die Dame bestimmt, wo es langgeht. Sie bestimmt Tempo, Intensität und Tiefe der Penetration. Außerdem kann sie durch eine kleine Bewegung des Körpers den Winkel variieren, in dem der Penis eintritt. Dem männlichen Beteiligten bietet sich dabei ein göttlicher Anblick, der geradezu dazu einlädt, die Pobacken der Dame mit beiden Händen zu liebkosen.

Kapitel 9

Frühjahrsputz

Naja, dieses Kapitel habe ich eher der Vollständigkeit halber aufgeführt – ich persönlich kann damit nichts anfangen, den eigenen Hintern klinisch rein zu halten und wie für eine keimfreie Operation vorzubereiten. Da manche Paare dies aber für nötig halten oder sogar lustvoll in ihr Vorspiel einbeziehen, will ich es euch nicht vorenthalten.

Rasieren der Analzone

Das Rasieren deiner Analzone unterscheidet sich prinzipiell nicht wirklich von dem deiner Vaginalzone – zumindest, wenn dies dein Partner für dich übernimmt. Wenn du selbst Hand beziehungsweise Klinge anlegen möchtest, wird es dich wohl die ein oder andere Verrenkung kosten. Am besten verwendest du einen ganz normalen Einwegrasierer. Ich verwende immer die vom Discounter für Männer. Von den Rasierern für Frauen halte ich nicht wirklich viel; nichts als Abzocke! Du solltest darauf achten, einen Rasierschaum zu verwenden, der deine Haut nicht irritiert und reizt. Die besten Erfahrungen habe ich mit besonders mildem Rasiergel gemacht. Wenn du dann auch noch auf einen kleinen Handspiegel und ausreichend Beleuchtung zurückgreifen kannst, ist es schon fast geschafft.

Eine kleine Warnung an dieser Stelle:
Vermeide es, vor dem Analverkehr noch schnell deine Analzone zu rasieren. Kleine, minimale Wunden lassen sich meist nicht ganz vermeiden. Vermutlich wirst du sie weder spüren noch sehen, aber Bakterien könnten hier Zugang zu deinem Blutkreislauf finden.

Eine zweite Warnung an dieser Stelle ;):

Natürlich bist du ein großes Mädchen und weißt genau, dass nachwachsende Haare ganz schön piksen können. Was für die Haare an Beinen und im Vaginalbereich gilt, das gilt noch viel mehr für die Haare im Analbereich. Ich verspreche dir, wenn du keine spezielle Rasierlotion verwendest, wirst du es bereuen;) Natürlich stellt das Waxen – egal ob eigenhändig durchgeführt oder durch einen Profi – eine sinnvolle Alternative dar.

Einlauf und Co.

Zunächst einmal müssen wir festhalten: Viele, wirklich sehr viele Paare ignorieren das Thema Einlauf beim Analverkehr total und haben dennoch keinerlei Probleme. Der meiner Meinung nach größte Vorteil eines Einlaufs vor dem Analverkehr ist die Tatsache, dass es euch dabei erspart bleibt, nach dem Verkehr mit unschönen, braunen Resten konfrontiert zu werden. Wenn ihr euch entscheidet, dir einen Einlauf „zu verpassen", stehen euch unterschiedliche Möglichkeiten zur Verfügung.

Einlaufballen oder Klistiersets

Einlaufballen oder ganze Klistiersets lassen sich problemlos in wirklich jeder Apotheke kaufen – das muss dir überhaupt nicht peinlich sein, denn auch wenn Verdauungsprobleme vorliegen oder mit dem Heilfasten begonnen werden soll, kaufen Leute diese Produkte. Im Zweifelsfall kaufst du zusätzlich für ein paar Cent einen Abführtee und schon schöpft niemand in der Apotheke Verdacht ;).

So ausgestattet solltest du zwei Einläufe machen: Beim ersten führst du der Produktanleitung entsprechend etwa 400 ml lauwarmem Wasser in deinen Darm ein. Dort verbleibt es ungefähr eine halbe Stunde, bevor du dich auf der Toilette erleichterst. Beim zweiten Durchgang kannst du deutlich mehr Wasser nehmen und nachspülen. Dieser zweite Durchgang kann wesentlich kürzer sein. Schon ist das Werk vollbracht und ihr könnt loslegen …

… zumindest, wenn du dich noch danach fühlst. Leider musst du damit rechnen, dass es dir gerade nach dem ersten Mal nicht so gut geht, denn viele Personen vertragen Einläufe nicht wirklich gut. Dann solltet ihr euer Vorhaben noch etwas verschieben.

Achtung: Während kaltes oder kohlensäurehaltiges Wasser zu sehr schmerzhaften Krämpfen führen kann, stören Seife oder Duschgel die empfindliche Darmflora. Auch auf alkoholhaltige Einläufe solltet ihr verzichten, denn damit gelangt der Alkohol über die Darmschleimhaut direkt in den Blutkreislauf. Ihr umgeht somit praktisch die Leber – und du begibst dich in Gefahr, eine Alkoholvergiftung zu bekommen.

Spülaufsatz für die Dusche

In jedem Sexshop bekommst du einen Spülaufsatz für den Brauseschlauch deiner Dusche. Jetzt musst du zu Hause nur noch den Duschkopf gegen den Spülaufsatz tauschen und kannst damit loslegen, deinen Darm zu säubern. Am besten entscheidest du dich für einen Aufsatz aus Edelstahl. Dieser wird meist besser vertragen und ist haltbarer als ein Aufsatz aus Aluminium.

Spülaufsätze sind am Kopfstück so geformt, dass sie sich leicht in den Anus einführen lassen. Trotzdem ist eine kleine Menge Gleitmittel sicherlich eine gute Idee. Durch mehrere kleine Löcher kann das Wasser austreten und deinen Darm durchspülen. Am besten entspannst du dabei deinen Schließmuskel oder versuchst sogar, wie auf der Toilette etwas dagegenzudrücken. So kann das einströmende Wasser gleich wieder herausfließen und Überbleibsel aus deinem Darm mitnehmen. Vergiss bitte nicht, dass du mit diesem Spülaufsatz nur deinen Mastdarm reinigen sollst. Wenn du den Schlauch nämlich zu tief einführst und das Wasser somit in deinen Dickdarm strömt, wirst du es so schnell nicht mehr herausbekommen. Das bedeutet dann, dass ihr euer

Schäferstündchen entweder verschieben oder aber mit bösen Überraschungen rechnen müsst.

Achte bitte unbedingt darauf, dass du schon im Vorfeld die richtige Temperatur einstellst! Sowohl zu kaltes als auch zu heißes Wasser kann mehr als unangenehme Begleiterscheinungen mit sich bringen. Vor allem in älteren Gebäuden ist Vorsicht angebracht, da hier die Wassertemperatur häufig nicht konstant ist.

Bitte verzichte darauf, einfach nur den Duschkopf abzuschrauben und den Duschschlauch selbst in deinen Anus einzuführen. Dieser ist wirklich nicht dafür gedacht und führt schnell zu Verletzungen der empfindlichen Darmwand.

Abführmittel und Co.

Abführmittel und Ähnliches führe ich hier eigentlich nur der Vollständigkeit halber auf. In der Regel haben sie nicht wirklich einen großen Nutzen, da der Darm im Anschluss daran dennoch ausgespült werden muss.

Ich gehe davon aus, dass diese meist von Paaren eingesetzt werden, die sich dadurch sexuell erregt fühlen. Wie auch immer – probiert es aus oder lasst es. Mein Ding ist es nicht ;).

Risiken

Nicht verschweigen möchte ich euch an dieser Stelle etwaige Risiken einer Darmspülung:

Zu hohe Temperaturen führen zu Verbrühungen, zu niedrige Temperaturen zu Krämpfen.

Zu häufige Darmspülungen können die Darmflora schädigen.

Alkohol wird über den Darm sehr schnell aufgenommen und führt schnell zu Vergiftungen.

Qualitativ minderwertige oder unsachgemäß gebrauchte Spülgeräte können die Darmwand verletzen.

Kohlensäurehaltige Flüssigkeiten und ein zu hoher Druck auf dem Duschschlauch können den Darm schädigen.

Kapitel 10

Sexspielzeug für Analverkehr

Es gibt Unmengen unterschiedlicher Sextoys, die speziell entwickelt wurden, um beim Analverkehr eingesetzt zu werden. Aber auch viele Sextoys für vaginalen Verkehr lassen sich derartig verwenden. Wenn du bei dir zu Hause, vor allem in der Küche, mal die Augen schweifen lässt, fällt dein Blick bestimmt auf den ein oder anderen Gegenstand, der sich ebenfalls in dein Liebesleben einbauen ließe.

Bevor du dich für ein Sexspielzeug entscheidest, solltest du dir zunächst deine Erwartungen genau vor Augen führen:

Möchtest du etwas, das dir das Gefühl gibt, richtig ausgefüllt zu sein?

Willst du das klassische Rein-raus-Spiel simulieren?

Möchtest du etwas in deinen Anus einführen, das sich bewegt, dreht oder vibriert?

Unabhängig von dieser Entscheidung solltest du im eigenen Interesse zwei Regeln beachten:

Verwende alle Sextoys nur mit ausreichend Gleitmittel.

Achte auf Hygiene und reinige deine Toys gründlich, teile sie mit keinem anderen und verwende sie nie für Anal- und Vaginalverkehr.

Gleitmittel

Nachdem ein Gleitmittel obligatorisch für jegliche analen Spielereien sein sollte, will ich dies als allererstes Hilfsmittel aufführen und dir die unterschiedlichen Varianten vorstellen. Zunächst der Hinweis, dass es bei den klassischen im Handel angebotenen Gleitmitteln drei unterschiedliche Varianten gibt:

Wasserbasierte Gleitgele kannst du prinzipiell für alle sexuellen Spielarten benutzen. Sie lassen sich sowohl mit als auch ohne Kondom einsetzen und sind in den Standardvarianten geschmacklos und geruchlos. Du kannst sie entweder in den typischen Tuben, Fläschchen und Dosen kaufen oder aber in praktischen, dezenten Sachets, die an Kosmetikproben erinnern. Der Vorteil wasserbasierter Gleitgele ist, dass diese sich leicht abwaschen lassen – sowohl von deinen Sextoys als auch von deinem Körper. Der Grund, weshalb ich mittlerweile die Finger von dieser Art Gleitgel lasse, ist folgender: Da sie auf Wasserbasis sind, ziehen sie schnell in die Haut ein und trocknen aus. Zwar kannst du leicht mit etwas Wasser, Spucke oder sonstiger Feuchtigkeit nachhelfen, aber auf Dauer ist das trotzdem nervig.

Anders als wasserbasierte Gele trocknen solche, die Öl oder Fett enthalten, nicht aus, was in der Hitze des Gefechts sehr angenehm sein kann. Aber Vorsicht: Finger weg von öl- und fettbasierten Gleitmitteln, wenn ihr Latex-Kondome verwendet. Diese können porös werden und dann keinen sicheren Schutz vor Ansteckungen mehr bieten. Latexfreie Kondome hingegen lassen sich auch mit öl- und fetthaltigen Cremes oder Gelen verwenden. Solltet ihr euch für diese Art Gleitmittel entscheiden, müsst ihr aufpassen, diese in der Hitze des Gefechts nicht auch in der Nähe deiner Vagina einzusetzen. Dort bieten sie die ideale Umgebung für Viren und Bakterien.

Mein Partner und ich bevorzugen mittlerweile ein silikonhaltiges Gel. Auch wenn nicht jeder die etwas schmierige Konsistenz mag, scheinen mir silikonhaltige Gele doch die beste Variante für Analverkehr zu sein. Sie ziehen kaum in die Haut ein, halten sehr lange und sorgen für einen richtig glitschigen Rutscheffekt.

Eine Bitte an dieser Stelle: Lasst unbedingt die Finger von den Mittelchen, die ihr sonst so zu Hause habt. Egal ob dies Olivenöl aus dem Küchenschrank oder Bodylotion aus dem Badezimmer ist – diese sind aufgrund ihres PH-Werts und aufgrund von Zusatzstoffen definitiv ungeeignet.

Latex in all seinen Varianten

Latex ist immer eine gute Idee, sobald ihr an anale Freuden denkt – nicht nur im Hinblick auf Kondome und den Schutz vor HIV. Auch wenn du oder dein Partner einen Finger, einen Dildo oder irgendeinen anderen Gegenstand in deinen Anus einführt, sollte ein Kondom im Spiel sein. Zu empfindlich sind Haut und Schleimhäute an den entsprechenden Stellen.

Manchmal werden für den Analverkehr spezielle, etwas dickere Kondome empfohlen. Meiner Meinung nach ist dies nicht unbedingt verkehrt, da herkömmliche Verhüterli beim Analverkehr gelegentlich reißen können. Außerdem sollten in absehbarer Zeit spezielle Kondome auf den Markt kommen, die bereits vor dem Verkehr in den Anus eingeführt werden.

Wenn du darauf stehst, im Rahmen des Vorspiels am Anus geleckt zu werden oder dies selbst bei deinem Partner zu praktizieren, gibt es so genannte

Lecktücher, um euch zu schützen. Allerdings könnt ihr stattdessen auch einfach ein Kondom der Länge nach aufschneiden. Ob das jedermanns Sache ist, wage ich jedoch zu bezweifeln …

Der deutschen liebstes Sextoy – der Dildo

Farben, Formen, Größen und Materialien – wohl kein anderes Sexspielzeug existiert in so vielen unterschiedlichen Ausführungen wie der Dildo. Ein kurzer Blick in die google-Bildersuche zeigt Dildos in Form eines Penis, eines Delfins, einer Rakete und vieles mehr. Gerade für dich als angehende Analliebhaberin sind Dildos von großem Nutzen: Du kannst sie vorab ganz entspannt und alleine einsetzen, um etwas zu experimentieren. So kannst du ohne Anwesenheit (und eventuell Druck) deines Partners sehen, ob es dir überhaupt gefällt, deinen Anus penetrieren zu lassen. Darüber hinaus kannst du mit einem Dildo etwas Vorarbeit leisten und deinen Anus vordehnen, wenn dein Partner zu gut bestückt ist. Häufig finden sich in Sexshops online wie offline ganze Sets bestehend aus mehreren Dildos unterschiedlicher Größe; ideal zum Experimentieren!

Die meisten Dildos sind aus Silikon, Latex oder

festeren Materialien. In der Regel wirst du vermutlich keinen allzu großen Unterschied feststellen. Welchen du wählst, hängt vor allem von deinen persönlichen Vorlieben ab. Nur einige Hinweise an dieser Stelle:

Für Analverkehr bietet sich ein etwas flexiblerer Dildo an.

Pflege deine Dildos sorgfältig und nach Produktanleitung, da sie sonst porös werden.

Verwende sie am besten immer mit einem Kondom.

Reinige sie gründlich.

Verwende deinen Dildo nie bei einer zweiten Person.

Verwende einen Dildo niemals in Anus UND Vagina.

Etwas aus dem Rahmen fallen so genannte Strap-on-Dildos. Diese kannst du dir umschnallen, wenn dein Partner oder deine Partnerin sich von dir den Anus penetrieren lassen möchte. Viele Frauen lieben es, ihren Partner mit einem Strap-on zu ficken (ja, hier verwende ich dieses schmutzige Wort schon wieder ;), weil sie dabei in eine gänzlich neue Rolle schlüpfen können.

Wenn du damit experimentieren möchtest, solltest du dir unbedingt etwas Zeit nehmen. Zu Beginn ist das natürlich ungewohnt und wirkt sehr umständlich und unhandlich. Sprich unbedingt mit deinem Partner oder deiner Partnerin, während du ihn oder sie penetrierst, und lass dir genau erklären, wie er oder sie es gerne hätte. Hab etwas Geduld und erinnere dich an ein Erlebnis, das du mit einem sexuell eher unerfahrenen Mann hattest. Wahrscheinlich wusste er auch nicht so genau, wie er mit seinem Penis umgehen soll. Genau wie er musst auch du erst die Handhabung üben und lernen.

Vibratoren

Viele Frauen erzählen von dem Orgasmus ihres Lebens, den sie sich durch die vibrierende Stimulation der Nerven ihres Anus verschafft haben. Tatsächlich kann ein Vibrator dir unheimliche Lustgefühle verschaffen. Vibratoren speziell für den Analverkehr findest du in unterschiedlichen Größen und Formen, mit und ohne Fernbedienung.

Aufgrund des riesigen Angebots (und aufgrund meiner eingeschränkten Erfahrung, da mein Stück mich nun schon seit fast einem Jahrzehnt begleitet) verzichte ich an dieser Stelle auf weitere Schilderungen. Lies dir bitte die Beschreibungen der unterschiedlichen Produkte in Online-Sexshops durch. Dadurch erhältst du einen guten Überblick.

Buttplugs (Analplugs)

Wie Dildos findest du auch Buttplugs aus ganz verschiedenen Materialien und in den unterschiedlichsten Größen. Die Form jedoch ist stets weitgehend identisch. Buttplugs bestehen aus einer Art Kegel, der durch eine schmale Verbindung mit einem breiten Teller verbunden ist. Das heißt, er ist an einem Ende abgerundet und schmal, um sich gut in den Anus einführen zu lassen. Anschließend wird der Umfang größer und größer, bevor er plötzlich für einige Zentimeter sehr schmal wird. Das abschließende Ende ist wieder so breit, dass das Spielzeug nicht versehentlich ganz in deinem Hintern verschwinden kann.

Durch seine besondere Form sitzt der Buttplug – einmal eingeführt – bombenfest in deinem Anus und verschafft dir ein Gefühl der Dehnung. Solch ein Buttplug wird von einigen wenigen Analliebhabern sogar langfristig getragen, um sich sexuell zu stimulieren und den Schließmuskel für den Analverkehr zu „trainieren". Davon rate ich jedoch dringend ab, da gesundheitliche Risiken bestehen, die scheinbar noch nicht restlos geklärt sind. Ich würde ihn lediglich ins Vorspiel einbeziehen, um deinen Anus auf die Penetration durch den Penis vorzubereiten. Vielleicht möchtest du ja auch mal während des Vaginalverkehrs mit einem Buttplug experimentieren. Bitte sei vorsichtig, wenn du diesen „Stöpsel" wieder entfernen möchtest. Das geht zwar prinzipiell sehr einfach, erfordert aber dennoch etwas Fingerspitzengefühl – einfach nur herausreißen ist definitiv nicht empfehlenswert!

Eine beliebte Variante ist auch der Plug mit Längsrillen, der – einmal eingeführt – zur sexuellen Stimulation gedreht werden kann. Darüber hinaus existieren auch aufblasbare Buttplugs, die leicht einzuführen sind, sich dann jedoch erst entfernen lassen, wenn die Luft abgelassen wurde. Besonders bei dieser Variante solltest du regelmäßig untersuchen, ob das Material spröde geworden ist. In Swingerkreisen und im Internet kursieren Gerüchte, dass sie platzen können. Keine wirklich erstrebenswerte Vorstellung …

Analketten

Eine weitere Spielerei sind so genannte Analketten, die du auch unter der Bezeichnung Analbänder in Internet oder Sexshop findest. Dabei handelt es sich meist um einige kleinere oder größere Kugeln, die mit einer Art Band oder Kette miteinander verbunden sind.

Beim Sex – vor allem beim Vorspiel – werden diese Kugeln langsam nach und nach in den Anus eingeführt. Das könnt ihr entweder bei dir oder aber bei deinem Partner machen. Wenn Männer erst einmal gelernt haben, sich beim Sex fallen zu lassen, genießen sie dies wirklich sehr.

Wichtig ist dabei, dass ihr – wie immer, wenn ihr deinen Anus ins Liebesspiel einbezieht – vorsichtig und langsam vorgeht. Vor allem mit Gleitgel und Co. solltet ihr nicht sparen. Je nachdem, wie viel Vorerfahrung du hast und wie groß die einzelnen Kugeln sind, kann diese Prozedur richtig lange dauern. Bitte nicht hektisch werden, sondern gerade zu Beginn einfach wieder und wieder geduldig in das Vorspiel einbauen.

Der Grund, weshalb ich mir zunächst nicht sicher war, ob ich die Analkette an dieser Stelle aufführen soll, ist folgender: Eigentlich verwendet ihr sie nicht wirklich beim Analverkehr. Denn nachdem sie wie beschrieben eingeführt wurde, haben die meisten Paare regulären Vaginalverkehr. Während die Frau dann ihren Orgasmus hat, wird die Kette langsam aus dem Anus herausgezogen. Durch den Wechsel von dicken Kugeln und dünnen Verbindungsstücken wird der Anus im Wechsel gedehnt und entspannt, was den Orgasmus zusätzlich verstärkt.

Eine andere Möglichkeit, und diese liebe ich persönlich besonders, ist die folgende: Während dein Partner dich mit der Zunge verwöhnt und zum Orgasmus bringt, zieht er die Kette aus deinem Anus. Wahnsinnig intensiv und eine tolle Vorbereitung für den nachfolgenden Analverkehr :).

Wo du Sexspielzeug kaufen kannst

Ja, du hast auch hier natürlich recht: Einfach so in einen Laden zu marschieren und Sexspielsachen zu kaufen, ist für viele beim ersten Mal tatsächlich peinlich. Von daher trifft es sich ganz gut, dass in unserem hochtechnisierten Zeitalter wirklich alles online bestellt werden kann. So könnt ihr es euch vor dem Computer gemütlich machen, ein Sextoy nach dem anderen in den Warenkorb legen und euch anschließend darauf freuen, dass der Postmann zweimal klingelt.

Wenn ihr eure Spielsachen aber jetzt und sofort in Händen halten möchtet, bleibt euch nur der Weg in den örtlichen Sexshop. Hierfür der ein oder andere Hinweis:

Wir leben im 21. Jahrhundert und Scham oder ein hochroter Kopf im Laden selbst sind definitiv fehl am Platz! Halte an dieser Stelle inne und überlege, vor wem dir ein Besuch im Einkaufsparadies für Erwachsene eigentlich unangenehm wäre!

Vor den anderen Kunden? Also vor denen, die ebenso wie du auf der Suche nach Sextoys sind?

Vor dem Personal? Also vor denen, die Sextoys nicht nur nutzen, sondern sogar davon leben?

Vor den Passanten auf der Straße, die dich unter Umständen beim Betreten des Geschäfts beobachten könnten? Bitte glaube mir, solltest du nicht gerade in einem Örtchen mit zweihundert Einwohnern leben, wird sich niemand für dich und deinen Einkauf interessieren! Andernfalls kannst du noch immer in die nächste größere Stadt fahren.

Und wenn du – wie der Zufall es will – im Laden doch einmal deinem Chef, einem Nachbarn oder anderen Bekannten begegnest? Dann ist diesen die Situation genauso unangenehm wie dir und ein freundliches Hallo oder Guten Tag reicht. Bitte verzichte darauf, ein längeres Gespräch zu beginnen, dich nach dem Befinden seines Partners zu erkundigen oder die neuesten Einkaufstipps austauschen zu wollen.

Größter Vorteil eines Ladengeschäfts:

Ihr werdet professionell beraten! Sei bitte nicht zu schüchtern, nachzufragen und dich informieren zu lassen. Das ist in einem Geschäft für Sextoys genauso üblich wie in einem Geschäft für Sportkleidung oder Elektronik.

Kapitel 11

Analingus

Als Analingus wird die Stimulation der Analzone mit der Zunge bezeichnet. Weil hier besonders viele Nerven zusammenlaufen, kann es unheimlich viel Vergnügen bereiten, wenn dein Partner deinen Anus leckt, daran saugt oder mit der Zunge wieder und wieder in ihn eindringt.

Wenn ihr dies in euer Liebesleben einbauen wollt, solltet ihr auch dabei langsam beginnen und euch nach und nach vortasten. Am besten beginnt dein Partner damit, deine Pobacken zu streicheln, zu massieren und nach und nach auch zu küssen, zu lecken und an ihnen zu saugen. Auf diese Weise erkundet er nach und nach deinen ganzen Hintern und auch du kannst dich entspannen.

Analingus ist nicht jedermanns Sache, was zu einem großen Teil wahrscheinlich daran liegt, dass wir von frühester Kindheit an gelernt haben, diesen Teil unseres Körpers als schmutzig und unrein zu betrachten. Denkt aber immer daran, dass Analingus – korrekt praktiziert – auch nicht schmutziger oder gesundheitsgefährdender ist als Cunnilingus, das Verwöhnen deiner Vagina mit der Zunge. Ihr solltet nur wie eigentlich immer auf Hygiene achten. Wenn dein Partner hier unsicher ist oder Bedenken hat, kannst du ihm unter Umständen helfen, indem du eine Darmspülung durchführst und duschst. Dass ihr auch bei Analingus nie eure Gesundheit außer Acht lassen solltet, ist selbstverständlich – HIV-Test und weitere ärztliche Untersuchungen oder aber die bereits angesprochenen Lecktücher sind alternativlos.

Am besten experimentiert dein Partner mit unterschiedlichen Bewegungen seiner Zunge und achtet auf deine Reaktionen. Mit deinem Stöhnen und leichten Bewegungen deines Körpers kannst du ihm zeigen, was dir gefällt. Generell profitieren viele Paare von derartigen nonverbalen Signalen deutlich stärker als von klaren, verbalen Hinweisen. Was euch gefällt, müsst ihr selbst herausfinden. Das kann euch keiner abnehmen :).

Um Analingus zu praktizieren, eignen sich viele unterschiedliche Stellungen. Am besten geht ihr hier selbst einmal auf Entdeckungstour. Nur meine Top 2 möchte ich euch nicht vorenthalten:

Die Stellung, in der bei mir ein Orgasmus den anderen jagt (multiple Orgasmen sind kein Zauberwerk, sondern einfach nur die passende Mischung aus Entspannung, Technik und „Werkzeug“) ist euch bereits unter dem Namen Doggy Style bekannt. Während du auf allen Vieren vor deinem Partner kniest, verwöhnt er deinen Anus mit der Zunge. Der Vorteil bei dieser Stellung: Er hat beide Hände frei, um deine Pobacken zu kneten oder deine Vagina zu streicheln. Und wenn du Lust darauf hast, kannst du sogar zusätzlich selbst Hand anlegen.

Die klassische 69 funktioniert nicht nur beim Cunnilingus, sondern auch beim Analingus – zumindest wenn der Größenunterschied zwischen euch beiden nicht zu groß ist. Dabei liegst du auf deinem Partner, wobei dein Kopf zu seinen Füßen zeigt. Dadurch liegt sein Penis genau vor deinem Mund und kann von dir bequem geblasen werden. Gleichzeitig sind deine Vagina und dein Anus für seine Zunge bequem zu erreichen. So könnt ihr beide euch gleichzeitig oral verwöhnen. Vereinbart nur, dass er mit seiner Zunge niemals abwechselnd beide erogenen Zonen verwöhnt.

Ob dein Partner es ebenfalls mag, wenn du mit der Zunge seinen Anus verwöhnst, müsst ihr herausfinden. Viele Männer scheinen echt Panik davor zu haben – vermutlich weil sie glauben, dadurch schwul zu werden;). Wenn du gleichzeitig genießen und verwöhnen kannst, ist diese Stellung ideal für dich.

Kapitel 12

Analfisting

Wissenswertes

Analfisting geht ursprünglich auf die Homosexuellenszene zurück und wurde dort in den 1960er-Jahren zunehmend beliebter. Erst nach und nach – verschiedene Autoren datieren dies sogar erst auf die 1980er-Jahre – fand diese sexuelle Spielerei Einzug in das Liebesleben heterosexueller Paare.

Analfisting hat anders als der Name vermuten lässt, nicht wirklich viel mit der Fist, der Faust deines Partners zu tun. Würde dein Partner seine Hand zur Faust ballen, wäre es unmöglich, damit deinen Anus zu penetrieren. Bei Analfisting wird langsam und geduldig ein Finger nach dem anderen in deinen Anus eingeführt, bis die ganze Hand dort verschwunden ist. Erst dann werden die Finger gekrümmt und die Hand zur Faust geballt. Die Wahrscheinlichkeit ist hoch, dass du das gerade sehr schauerlich und wahnsinnig gefährlich findest. Analfisting ist wirklich etwas, das nur von wenigen Paaren praktiziert wird.

Aber glaube mir, wenn Analfisting richtig und vorsichtig praktiziert wird, kann es unheimlich intensive Lustgefühle hervorrufen. Die Befürchtung, dass dabei der Anus zu weit gedehnt wird und sich nicht mehr zusammenziehen könnte, ist bei korrekter Durchführung unbegründet. Du musst also keine Angst haben, irgendwann in Windeln zu enden. Übrigens sind das auch genau die Horrorvorstellungen, mit denen man lange Zeit versuchte, brave Mädchen vom Analverkehr generell fernzuhalten.

Dennoch sind (auch) beim Analfisting einige Vorkehrungen und Sicherheitsmaßnahmen notwendig. Denk immer daran, dass Safer Sex außerhalb monogamer Beziehungen ein absolutes Muss ist. Nachdem ein Kondom hier natürlich nicht reichen wird, bieten sich Einweghandschuhe an. Klingt zwar klinisch steril und auf den ersten Blick nicht wirklich erotisch, kann euren Sexspielen aber auch durchaus einen zusätzlichen Kick geben.

Als Gleitmittel – und davon werdet ihr reichlich benötigen – empfehle ich solche auf Silikonbasis. Gleitmittel auf Wasserbasis trocknen einfach zu schnell aus und ziehen in die Haut ein, während die auf Ölbasis eure Bemühungen um Safer Sex ad absurdum führen. Manche Paare vereinbaren sogar, die Handschuhe alle 10 Minuten zu wechseln, besonders dicke zu verwenden oder zwei übereinander zu tragen. Mich stört der Aufwand dabei, denn Sex sollte meiner Meinung nach stets eine spielerische, leichte Komponente haben. Wenn ich darüber nachdenke, ist dies der Hauptgrund, weshalb ich Analfisting lediglich in festen, monogamen Beziehungen und nach einem HIV-Test praktiziere.

Eure Vorgehensweise

Wenn du das Spiel mit wirklich großen Dildos und Analplugs liebst, dann könnte Analfisting tatsächlich etwas für dich sein. Wenn ihr euch dafür entscheidet, dies in euer Sexleben mit einzubeziehen, benötigt ihr jede Menge Geduld, Entspannung, Kommunikation und vor allem Gleitmittel, Gleitmittel und nochmals Gleitmittel.

Bevor ich dir die genaue Vorgehensweise beschreibe, sei mir an dieser Stelle noch ein Hinweis erlaubt: Bitte versuche dich nicht an Analfisting, wenn du noch nicht wirklich erfahren im Analverkehr bist und wenn du dich noch nicht an wirklich extreme Dehnungen gewöhnt hast.

Anders als bei regulärem Analverkehr empfehle ich bei Analfisting tatsächlich unbedingt einen Einlauf. Der Grund ist einfach: Analfisting und Analverkehr lassen sich in keiner Weise vergleichen. Beim Fisting wirst du wesentlich tiefer penetriert werden und wir wollen doch unangenehme Überraschungen von vornherein vermeiden.

Da ihr wirklich sehr viel Gleitmittel benötigen werdet, könntet ihr – wie viele erfahrene Paare dies tun – alte Bettlaken verwenden oder sogar einen Gummiüberzug über eure Matratze spannen. Leider verursachen viele Gleitmittel Flecken, die sich mit normalem Waschmittel nur schwer entfernen lassen.

Beim Vorspiel sind eurer Fantasie keine Grenzen gesetzt. Ob ihr Kerzen anzündet, euch eine sinnliche Massage gönnt oder entspannende Musik auflegt – das ist einzig und allein eure Entscheidung. Nehmt euch Zeit und sprecht miteinander. Wie auch beim Analverkehr ist Kommunikation beim Analfisting von großer Wichtigkeit. Außerdem solltet ihr die ein oder andere Stellung ausprobieren und herausfinden, was für euch beide bequem ist. Egal ob Doggy Style oder Missionarsstellung – auch hier sind eurer Fantasie keine Grenzen gesetzt. Manche Paare nutzen zum Fisting sogar eine so genannte Liebesschaukel.

Let's go

Wie beim Vorspiel zum Analverkehr sollte man auch hier langsam und schrittweise vorgehen. Vom Streicheln und Kneten der Pobacken und Oberschenkel über das Massieren des Anus bis hin zur Penetration mit einem Finger. Aber auch Dildos und Buttplugs lassen sich einsetzen. Im Idealfall vermeidet es dein Partner, dich aktiv zu penetrieren und überlässt es dir, deinen Anus über seinen Finger zu schieben.

Auf diese Weise fahrt ihr geduldig fort, gebt mehr und mehr Gleitmittel hinzu und führt nach und nach vier Finger ein. Anschließend legt dein Partner seinen Daumen unter die anderen vier Finger und führt diesen ebenfalls ein.

Wenn ihr euch genug Zeit gelassen habt, geht dies in der Regel zunächst sehr leicht – zumindest bis zu den Knöcheln. An dieser Stelle ist die menschliche Hand nämlich am breitesten und stellt euch deshalb vor die größte Herausforderung. Jetzt muss dein Partner noch mehr auf deine Körpersprache achten und noch einfühlsamer und vorsichtiger sein als bisher.

Du kannst ihm etwas helfen, indem du entweder deinen Unterleib in Richtung seiner Hand drückst oder dich aber von ihr entfernst. Gerade für Anfänger bietet sich an dieser Stelle eine Art Arbeitsteilung an: Während dein Partner Hand und Arm nicht bewegt, rutschst du mit deinem Schließmuskel nach und nach über seine Hand.

Wenn dies geschafft ist, ballt dein Partner seine Hand vorsichtig zur Faust. Um es auf den Punkt zu bringen:

Beim Fisten werden zunächst die gestreckten Finger der Hand eingeführt.

Erst danach wird diese zur Faust geballt!

Im Anschluss daran und wenn du etwas zur Ruhe gekommen bist, kann dein Partner seine Faust etwas drehen oder rein- und rausbewegen. Immer so, wie es dir gefällt.

Risiken und Nebenwirkungen

Noch wichtiger als bei anderen Praktiken ist es beim Analfisten, dass du dich auf nichts einlässt, was dir nicht gefällt, und dass du wirklich auf deinen Körper hörst. Wenn die Schmerzen zu groß werden, was am Anfang tatsächlich der Fall sein kann, solltet ihr eine Pause einlegen oder das Experiment auf einen späteren Zeitpunkt verschieben.

Niemand zwingt dich, dich jetzt und hier fisten zu lassen.

Niemand zwingt dich, dich überhaupt fisten zu lassen!

Außerdem musst du mit den folgenden Nebenwirkungen rechnen:

Gerade am Anfang treten häufig leichte Blutungen auf. Diese sehen in der Regel schlimmer aus, als sie sind, da sich das Blut mit dem Gleitmittel vermischt. Wenn die Blutungen länger anhalten, solltest du unbedingt zum Arzt gehen.

Fisting ist keine Praktik für jeden Tag. Nachdem du die ganze Hand deines Partners in deinem Anus hattest, solltest du unbedingt einige Tage Pause einlegen und deinem Hinterteil Erholung gönnen. Andernfalls musst du mit Schmerzen und schmutziger Unterwäsche leben.

Treten nach dem Analfisten dicke Knubbel an deinem Hintern auf, handelt es sich in der Regel nicht wie häufig vermutet um Hämorrhoiden, sondern um Perianalthrombosen. Diese sind weitgehend harmlos und verschwinden nach einigen Sitzbädern mit Kamillentee.

Trotzdem muss ich dir sagen, dass ich lediglich aus meiner Erfahrung und aus der Erfahrung vieler meiner Klientinnen und Freundinnen berichte. Mediziner oder Ärztin bin ich nicht. Gerade beim Analfisting kann ein ausführliches Gespräch mit einem aufgeschlossenen Arzt sinnvoll sein.

Kapitel 13

Safer Sex

Deine Gesundheit ist dein wichtigster Besitz – einmal ruiniert wirst du erkennen, wie wertlos alles andere ist. Von daher halte dich unbedingt an die folgenden Regeln:

Übe den richtigen Umgang mit Kondomen – ihr beide wärt nicht das erste Paar, bei dem ein Kondom in der Hitze des Gefechts schon beim Überziehen Schaden nimmt.

Verzichte erst dann auf Kondome, wenn dein Partner auf HIV und sexuell übertragbare Krankheiten getestet wurde und du das Testergebnis mit eigenen Augen gesehen hast.

Verwende bei jeder Form von Analverkehr Kondome, Lecktücher und Handschuhe.

Überlegt euch, ob dein Partner wirklich in deinem Anus kommen will oder seinen Penis nicht doch kurz zuvor herauszieht.

Geduld und Einfühlungsvermögen verhindern größere Verletzungen.

Kapitel 14

Dos and Don'ts für prickelnden Analverkehr

Dos

1. Sprecht miteinander! Kommunikation ist beim Sex generell das A und O für freudvolles Miteinander – beim Analverkehr darüber hinaus die wichtigste Voraussetzung für die Vermeidung von Schmerzen, Verletzungen und Enttäuschungen.
2. Dass du Hygiene großschreibst und regelmäßig duschst, ist natürlich selbstverständlich. Gerade beim Analverkehr kann dies besonders wichtig sein, da eine gründliche Dusche vielen Frauen hilft, mentale Blockaden zu durchbrechen und ihnen das Gefühl gibt, „wirklich sauber" zu sein.
3. Geht es langsam an! Wilder, heftiger, schneller und brutaler Analverkehr, wie du ihn in Pornofilmen sehen kannst, findet in der Realität wirklich nur ganz selten statt. Gerade als Beginner könnt ihr euch gar nicht genug Zeit lassen. Später, wenn ihr beide ausreichend

Erfahrungen gesammelt habt, könnt ihr die Schlagzahl dann etwas erhöhen.

4. Findet die richtige Position für euch beide! Beim Analverkehr ist es nicht für jedes Paar selbstverständlich, eine bequeme Position zu finden. Am besten experimentiert ihr ein bisschen damit. Ein kurzer Hinweis sei mir gestattet: Pornofilme sind nicht wirklich als Anschauungsmaterial geeignet. Für die Damen und Herren dort ist das nämlich ihr Beruf und niemand fragt danach, ob sie sich gerade wohlfühlen oder die Stellung bequem für sie ist.

Don'ts

1. Überspringt das Vorspiel! Der sichere Weg zu schlechtem Analverkehr ist, das Vorspiel zu überspringen. Ein ausführliches Vorspiel, bei dem jeder von euch beiden zumindest einen Orgasmus hatte, ermöglicht es euch, den anschließenden Analverkehr wirklich entspannt zu genießen.
2. Verzichtet auf Gleitmittel! Zu viel Gleitmittel gibt es nicht – zumindest nicht beim Anal-

verkehr. Wenn ihr merkt, dass euer Vorrat zu Ende geht und sich nur noch ein kleiner Rest in Tube oder Döschen befindet, solltet ihr die Sache mit dem Analverkehr verschieben.

3. Vergiss das Atmen! Im Moment der Penetration halten viele Frauen unwillkürlich die Luft an und stellen das Atmen ein. Dadurch jedoch verkrampfen sich die Muskeln einschließlich des Schließmuskels und die Penetration wird unnötig schmerzhaft.
4. Sieh es als etwas Gewöhnliches an! Analverkehr ist definitiv nichts, was einfach aus Lust und Laune mit einem dahergelaufenen Typen durchgezogen werden sollte. So offen ich für alternative Beziehungsformen und One-Night-Stands bin … guter Analverkehr benötigt Vertrautheit!

Ein abschließendes Wort an dich

Nun sind wir am Ende dieses Ratgebers angelangt und ich hoffe, dir einiges an Wissen vermittelt und dir die Unsicherheit und Zweifel genommen zu haben, die viele Frauen beschleicht, wenn das Thema Analverkehr zum ersten Mal auf der Agenda erscheint.

Selbstverständlich hoffe ich, dir viele praktische Tipps gegeben zu haben, die dir dabei helfen, schmerzfreien und lustvollen Analverkehr zu genießen. Aber – und das hast du vielleicht zwischen den Zeilen gelesen – waren mir zwei Dinge eigentlich noch wichtiger:

Ich wollte dir Wege aufzeigen, Analverkehr ohne Gefährdung deiner Gesundheit zu praktizieren. Dabei ist Safer Sex die eine Seite, die du nicht auch nur ein einziges Mal vernachlässigen solltest. Zu wichtig ist deine Gesundheit. Beim Analverkehr selbst sind die wichtigen Stichworte: Rücksichtnahme, Kommunikation und Vertrauen, aber auch Gleitgel und Zeit, Zeit und nochmals Zeit.

Mein zweites zentrales Anliegen ist dein Selbstbewusstsein. Bitte, bitte sei so selbstbewusst, nur

Dinge zu tun, die du auch wirklich tun möchtest. Immer wenn du dich dabei ertappst, dass du sexuelle Praktiken nur einem Mann zuliebe in Erwägung ziehst, dann verwirf den Gedanken, diese Praktiken tatsächlich in dein Liebesleben zu integrieren. Immer dann, wenn ein Mann dich im Bett zu etwas überreden möchte, dich unter Druck setzt oder dir ein schlechtes Gewissen macht, dann schieß den Scheißkerl ab!

In diesem Sinne:
Viel Vergnügen und
spannende, lustvolle Stunden.

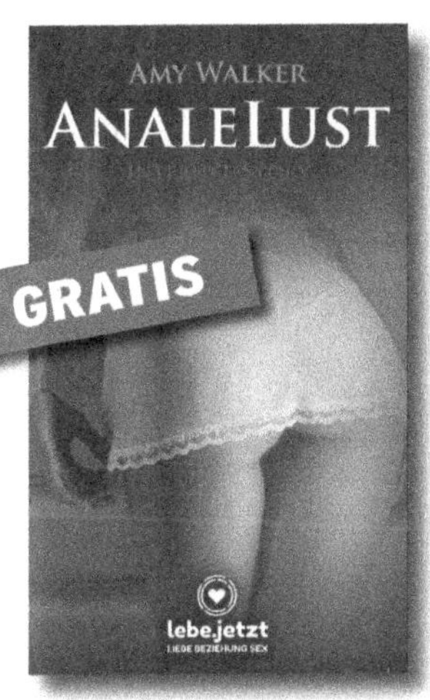

Leseprobe:

Amy Walker
AnaleLust

»Warte Amber, wo willst du hin?«

Ich halte inne und drehe mich zu meiner Freundin Sandra um, die mir wie ein Hündchen folgt. Ich will allein sein. »Mir ist übel von dem vielen Kuchen. Geh ruhig zurück auf das Fest, ich setze mich nur kurz unter die Bäume und ruhe mich ein wenig aus.« Sandras Miene erhellt sich. »Ich habe auch zu viel gegessen. Ich komme mit.«

»Nein!« Ich brauche jetzt wirklich einen Moment Ruhe, um dieses brennende Verlangen in mir in den Griff zu bekommen. Diese Blicke … »Geht es dir wirklich gut?« Verwirrt legt Sandra die Stirn in Falten. Meine Ablehnung kränkt sie. Ich lächle ihr möglichst beruhigend zu, auch wenn alles in mir in Aufruhr ist. »Du musst dir um mich wirklich keine Gedanken machen, ich will dir nur nicht das Fest verderben. Geh zurück zu Andrew und lass dich von ihm umwerben.« Trotz ihrer Sorge um mich beginnt Sandra zu strahlen. Sie mag Andrew, das ist nicht zu übersehen, und es war ein kluger Schachzug von mir, seinen Namen ins Gespräch zu bringen. Seit er damit begonnen hat, offiziell um sie zu werben, kann sie kaum noch von etwas anderem reden als von ihm. Ein Lächeln schleicht sich auf meine Lippen. Ich weiß, wie sich das anfühlt. Mir erging es kein bisschen anders, als Josh auf Freiersfüßen gewandelt ist. Doch jetzt ist alles anders. In zwei Tagen werden wir heiraten und so langsam dämmert mir, dass ich nicht die richtige Frau für ihn bin. Sandra hingegen wird eine wundervolle Ehefrau werden. »Geh schon, Andrew sucht sicher schon nach dir«, fordere ich sie auf. Die eindringlichen Blicke, die dieser Fremde mir während des ganzen Erntedankfestes zugeworfen hat, wühlen sich unaufhörlich in meine Gedanken.

»Na gut, aber du gibst mir Bescheid, wenn du gehst«, gibt Sandra nach. Ich sehe ihr an, dass sie es kaum abwarten kann, zu Andrew zurückzukehren, und ich kann es kaum erwarten, allein zu sein, mir meine Hand zwischen die Schenkel zu schieben und das brennende Verlangen zu besänftigen, das diese eindringlichen blauen Augen in mir ausgelöst haben.

Es waren nicht Joshs Augen.

»Ich gebe dir Bescheid, wenn ich aufbreche«, verspreche ich Sandra und nicke auffordernd in Richtung des Festes. Leises Stimmengemurmel dringt zu uns herüber. Auch Josh ist dort. Mein Herz verkrampft sich. Könnte ich doch nur so sein wie Sandra und zu dem Zeitpunkt zurückkehren, an dem ich mich auf die Ehe mit ihm gefreut habe. Doch das hastig geflüsterte Gespräch, das meine Mutter gestern mit mir geführt hat, hat alles verändert. Es wird mit Josh nicht so sein, wie ich es mir vorgestellt habe.

Sandras Wangen röten sich vor Eifer und endlich lässt sie mich allein. Erleichtert sehe ich ihr hinterher. Sie verschwindet um die Ecke des Dorfladens, um sich wieder zu den anderen auf dem Festplatz zu gesellen, und ich setze meinen Weg fort – weg von den anderen. Es sind hauptsächlich die Leute unserer traditionellen Glaubensgemeinschaft, die das Dankesfest begehen, aber wie immer sind auch Touristen und Schaulustige aus der großen Stadt gekommen. Ich weiß, dass unser frommes Leben sie fasziniert, aber sie machen sich auch lustig über uns. Sie halten uns wegen unserer ursprünglichen Lebensweise für rückständig. Bestimmt waren auch die streichelnden Blicke des Fremden nicht ernst gemeint, die ich während der letzten Stunden immer wieder wie eine Liebkosung auf meinem Körper gespürt habe. Sie haben mir geschmeichelt und ich war dumm genug, sie an mich heranzulassen. Jetzt glühe ich vor diesem namenlosen Begehren.

Seufzend lasse ich mich gegen den Stamm einer mächtigen Eiche sinken und setze mich ins weiche Gras. Meine Röcke rutschen nach oben, hastig streife ich sie über meine nackten Beine. Es ziemt sich nicht, nackte Haut in der Öffentlichkeit zu zeigen, und es gehört sich noch viel weniger, seine Hände in den Schoß zu pressen. Dennoch tasten sie sich über dem Stoff meiner Röcke wie von selbst zwischen meine Beine und drängen sich gegen die kleine Perle an meiner Öffnung. Ja, das ist gut … Ich atme schneller und massiere fahrig über den Punkt hinweg, der mich zur Explosion und wohliger Ruhe bringen wird.

Entdeckt habe ich diese körperliche Erlösung, nachdem ich Josh und andere junge Männer dabei beobachtet habe, wie sie die Wurzeln einer Tanne aus dem Boden gezogen haben. Mit angestrengtem Gesichtsausdruck hat er das Pferd angetrieben, das sie zur Unterstützung angespannt hatten. Sein weißes Hemd klebte an seinem stämmigen Oberkörper und seine Muskeln zeichneten sich unter dem Stoff ab. Ich glühe, meine Bewegungen werden schneller. Der Schweiß lief ihm in den Kragen und sein wilder Gesichtsausdruck hat mich zum Beben gebracht. Ich stöhne leise. Diese Leidenschaft … Als ich abends im Bett gelegen habe, konnte ich einfach nicht anders, als meine Hände auf das Pochen zwischen meinen Beinen zu pressen, das Joshs Anblick in mir auslöste. Wie damals rast das Verlangen nach Erlösung durch meinen Unterkörper und zieht meine inneren Muskeln rhythmisch zusammen. Gleich …

»Bist du sicher, dass uns hier keiner sieht?« – Oh mein Gott! Erschrocken halte ich inne und presse meine Lippen aufeinander, um meinen keuchenden Atem zu unterdrücken.

»Keine Sorge, die sind viel zu beschäftigt mit ihrem Gott, als dass sie sich fragen, warum zwei Fremde vorzeitig ihr Fest verlassen.« Das höhnische Lachen kränkt mich, aber der Mann hat recht. Nur ich bin hier und frage mich, was er und die Frau vorhaben. Von mir unbemerkt haben sie sich zu mir auf die Wiese mit den Bäumen gesellt. Doch anstatt sich weiter zu unterhalten, schweigen sie. Verborgen vom dicken Stamm der Eiche rutsche ich auf die Knie und spähe vorsichtig um mein Versteck herum. Warum wollen sie nicht gesehen werden? Erschrocken ziehe ich den Atem ein und ziehe mich hastig zurück. Wie konnte ich nur in diese Situation geraten? Keine drei Meter von mir entfernt steht das Paar. Sie küssen sich.

Es ist nicht so, dass ich noch nie einen heimlichen Kuss beobachtet habe, aber unsere Glaubensregeln verbieten es uns, Intimitäten in der Öffentlichkeit auszutauschen. Dass der Mann und die Frau sich dabei eng umschlingen und ihre Körper sich windend aneinander reiben, regt meine Fantasie an. – Wie es sich wohl anfühlt? Ganz von selbst legen sich meine Finger auf meine Lippen und tasten sich über meine vor Hitze aufgesprungene Haut. Ich kann es nur erahnen, aber allein die Vorstellung von Joshs Lippen auf meinem Mund lässt einen wohligen Schauder durch mich hindurchrieseln, der mir ganz langsam zwischen die Beine sickert. Neugierig, wie die Frau auf den Kuss reagiert, sehe ich wieder hin. Das kann doch nicht wahr sein!

Leise stöhnend windet sich ihr Körper in den Armen des Fremden. Sie haben ihre Münder voneinander gelöst und jetzt kann ich auch sein Gesicht sehen – es ist das meines Fremden! Er lässt seine Hand an ihrer Taille hinabwandern und schiebt sie unter den Saum ihres verboten kurzen Kleidchens.

Ich keuche leise. Ich kann nicht genau sehen, was er macht, aber es muss sich unglaublich anfühlen. Die Frau stöhnt laut und drängt sich seiner ruckartig zuckenden Hand entgegen. Das Ziehen zwischen meinen Beinen wird drängender.

»Na komm schon, mach schnell. Wenn sie uns erwischen, steinigen sie uns wahrscheinlich«, stöhnt die Frau und löst sich vom Körper des Fremden. Ganz ungeniert greift sie nach dem Knopf seiner Hose. Meine Wangen glühen vor Scham, doch der Fremde schaut ihr unverwandt in die Augen. Sein ganzer Körper ist angespannt, und als die Frau seine Hose öffnet und mit einem Ruck nach unten zieht, schnellt seine Hand nach vorn und packt sie am Kinn. »Dir ist die Eile doch nur recht. Du kannst es gar nicht erwarten, dass ich dich ficke.«

Ich habe keine Ahnung, wovon er redet, aber die Reaktion der Frau lässt mich ahnen, dass es sich um etwas Schmutziges handelt. Sie reißt die Augen auf, ihr abgehackter Atem bläht ihre Nasenlöcher. Ihr Gesichtsausdruck erinnert mich an den einer Stute, kurz bevor der Hengst sie bespringt. Auch ohne dass ich mich berühre, krampft mein Unterkörper sich zusammen, ein sanftes Beben zittert durch mich hindurch. Ich müsste nur einmal zwischen meine

Schenkel greifen und ich würde von heftigen Zuckungen geschüttelt, die nach der Erreichung ihres Höhepunktes von einer tiefen und zufriedenen Ruhe abgelöst werden. Doch ich bin viel zu gebannt von dem Anblick des Paares, um mit mir und meiner Lust allein sein zu können. Ich lege die Hände an die Rinde der Eiche und beuge mich ein wenig weiter nach vorn, um kein Detail zu verpassen.

Die Frau lächelt versonnen und schiebt ihre Hand in die Unterhose des Fremden. »Du hast recht. Dieser Urlaub in Missouri war so langweilig, dass eine kleine, geile Abwechslung nicht schaden kann. Ich kann es gar nicht erwarten, deinen Schwanz zu spüren.« Die Muskeln des Fremden spannen sich an, er atmet schneller. Lächelnd rückt die Frau näher an sein Gesicht heran und leckt ihm über dic Mundwinkel. Auch meine Brust hebt und senkt sich immer heftiger unter meinen Atemzügen. »Vergiss das Kondom nicht«, sagt die Frau gerade so laut, dass ich sie verstehen kann. Sie holt seinen Penis hervor und ...

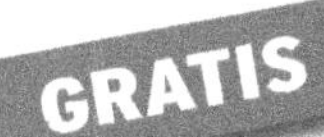

Um diese heiße Story (28 Seiten) von Amy Walker weiter zu lesen, füllen Sie einfach die beiliegende Postkarte aus oder geben Sie folgenden Code

»TR1TBTHMN«

im Internet auf www.lebe.jetzt ein.

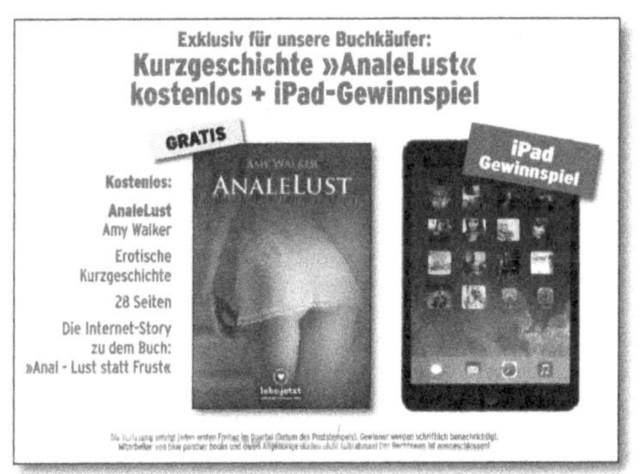

Erotische Geschichten von www.blue-panther-books.de:

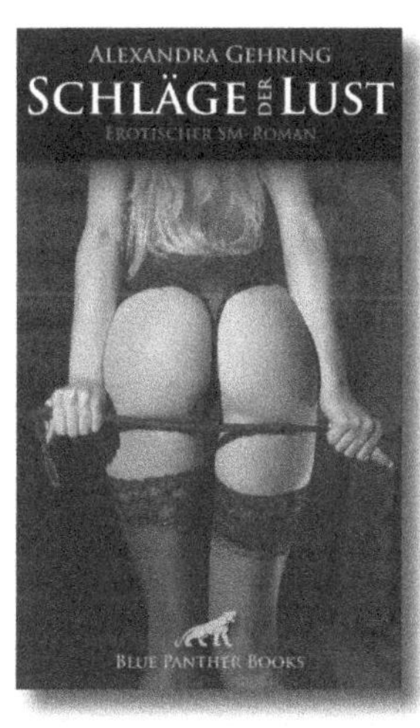

LESEPROBE:

ALEXANDRA GEHRING

SCHLÄGE DER LUST

Das Licht im Raum war an. Davon musste sie aufgewacht sein. Erschrocken zuckte sie zusammen.

Auf einem Stuhl saß ein ihr unbekannter Mann. Er hatte sie anscheinend schon einige Zeit beobachtet.

»Hi, ich bin Erik«, sagte er.

»Ich will sofort mit Alexander sprechen, und zwar nur mit ihm!«, rief Vanessa dem Mann entgegen.

»Ich würde an deiner Stelle lieber keine solche Forderungen stellen und mich zusammenreißen.« Er packte sie grob an den Oberarmen, schüttelte sie leicht, ging nahe mit seinem Gesicht an ihres und ließ keinen Zweifel darüber, wer hier das Sagen hatte.

»Vorsicht, mein Mädel! Ich bestimme, was wir hier machen! Verstehst du?! Du bist doch freiwillig hier, und du weißt auch, warum und wozu. Jetzt will ich dich ficken! Und komm ja nicht auf dumme Gedanken. Du willst es doch! Ihr Votzen seid alle gleich.«

Ängstlich und irritiert blickte sie ihn an.

»Jetzt zeig mir, dass du es wert bist, hier zu sein. Wenn du ab sofort mitspielst, behandle ich dich gut. Ich kann aber auch anders. Lass es nicht darauf ankommen. Hast du mich verstanden?! Gib mir gefälligst eine Antwort!«

Sie nickte leicht, und gab leise mit trotziger Stimme die gewünschte Antwort: »Ich habe verstanden.«

»Leg dich auf den Rücken, spreiz die Beine, zeig mir deine Votze. Zeig mir, dass du ein geiles Mädel bist. Mach jetzt! Ich sage das nicht zweimal!«

Ihr war bewusst, dass sie freiwillig hier war, dass sie das Abenteuer eingegangen war. Jetzt erlebte sie es, wenn auch etwas anders als erwartet.

Sie spreizte ihre Beine, zeigte ihm, was er sehen wollte.

»Mach deine Beine weiter auseinander. Los jetzt! Nimm deine Hände zu Hilfe, zieh deine Beine zurück.«

Langsam befolgte sie seine Anordnung, wusste,

wie offen sie sich ihm darbot. Er betrachtete sie eine ganze Weile, ergötzte sich sichtlich an dem Anblick, nahm ihre Beine und drückte sie noch etwas weiter auseinander.

»Das sieht doch schon mal ganz gut aus. Dreh dich jetzt um, präsentiere mir dein Hinterteil, schön den Kopf nach unten.«

Er drückte ihren Kopf in die Matratze, deutlich streckte sie ihm ihren Arsch entgegen. Er zog die Arschbacken etwas auseinander, begutachtete ihre Rosette, ihre Votze. »Sieht alles passabel aus, scheinst eng gebaut zu sein. Da werden wir noch viel Spaß mit dir haben.« Dann fuhr er mit den Fingern durch ihre Votze.

Sie war tatsächlich schon leicht nass, was sie richtig ärgerte.

»Immer das Gleiche mit euch Ficksäuen. Erst sich sträuben ... aber das hier spricht eine deutliche Sprache.«

Er hielt seine nassen Finger ein paar Zentimeter vor ihre Augen, griff nochmals an ihre Votze, holte mehr Saft.

»Kopf hoch!« Er bestrich mit den nassen Fingern ihre Lippen. »So hast du wenigstens auch etwas davon. Schon jetzt eine nasse Votze!« Zynisch betonte er den letzten Satz.

Dann drückte er ihren Kopf wieder in die Matratze. Als Nächstes schlug er ihr mit der flachen Hand auf die Arschbacken, das klatschende Geräusch erfüllte den Raum.

»So muss man mit euch umgehen, diese Sprache versteht ihr.«

Weitere Schläge folgten ...

Als Buch & E-Book im Handel

Erotische Geschichten von www.blue-panther-books.de:

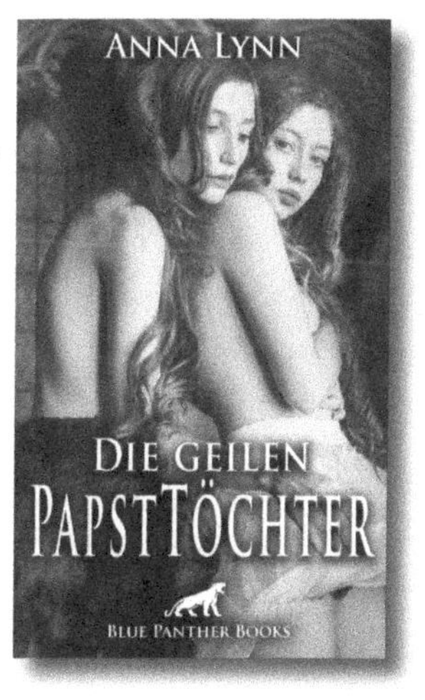

LESEPROBE:

ANNA LYNN

DIE GEILEN PAPST-TÖCHTER

In dem Sündenpfuhl aus Kupfer, der einige Wochen später im Schlafgemach aufgestellt wurde, wäre Albanius während der Einweihung, bei der er drei junge Novizinnen, die ihm Juliana beschert hatte, entjungferte, beinahe ertrunken. Daraufhin wurde der Bau eines weiteren Sündenpfuhls im Garten erst einmal verschoben.

Als die Äbtissin erfuhr, dass ihre Novizinnen seit dem Abend keine Jungfrauen mehr waren, weigerte sie sich, sie wiederaufzunehmen. Die drei Papsttöchter nahmen sie zunächst als Gäste bei sich auf, bis sich etwas Passenderes finden würde. Nach Hause konnten sie nicht, die Eltern hatten sie verstoßen.

Am anderen Tag wollte der hübsche Sohn des Alten vorbeikommen, vielleicht konnte er die drei erfreuen. Offenbar gefiel es ihnen bei den sündigen Schwestern besser als im Kloster. In der letzten Nacht hatten sie im großen Schlafgemach genächtigt und sich mit einem der Diener verlustiert. Die Überlegung war, ob die Novizinnen dem Papst am Freitag eine Freude machen konnten. Allerdings hatte er angemerkt, dass sie ein wenig zunehmen könnten, da er nichts von knabenhaften Typen hielt. Die Küche wurde jedenfalls angewiesen, die Novizinnen besonders reichlich zu ernähren.

Der Koch hatte sie sich – mit Genehmigung von Magdalena – erst einmal näher angesehen. Als sie nackt vor ihm standen, stellte er fest, dass da einige Pfunde mehr wirklich nicht schaden konnten. Er fickte sie alle drei nacheinander. »Das macht sicher Appetit«, meinte er zu seiner Entschuldigung. Die drei hatten auch ihre Freude an dem Akt. So schön war es im Kloster nicht gewesen. Der Koch meldete Magdalena, er hätte sich die drei angesehen.

»Ich habe festgestellt, dass alle drei einige Pfund vertragen könnten, ich werde sie unter meine Fittiche nehmen und gut füttern. Die kleinen Vaginen sind auch noch etwas schmal. Wenn Ihr erlaubt, werde ich sie hin und wieder zurechtreiten.« »Tu das, aber bitte vorsichtig, tu ihnen nicht weh. Eine kleine, enge Vagina sollte man sich so lange wie möglich erhalten. Die weiten sich im Laufe der Jahre je nach Gebrauch selbst. Übrigens habe ich deinen Schwanz noch nie gesehen. Du solltest mich gelegentlich besuchen, damit ich ihn einmal in Augenschein nehmen kann.«

»Das können wir auch gleich erledigen«, sagte der Koch.

»Nur zu, mach dich frei!«

Das ließ sich der Koch nicht zweimal sagen, sein Ding stand sowieso schon eine Weile.

»Donnerwetter, was ein für schönes Stück, aber viel zu groß für die kleinen Mädchen«, sagte Magdalena. »Bei mir passt es sicher besser, komm mit, wir wollen es gleich ausprobieren.«

Sie entledigte sich ihrer Unterhose, setzte sich breitbeinig in ihren großen Ledersessel und sagte: »Nur zu, stoß mich, ich habe gerade Lust auf dich.«

Weitere erotische Ratgeber:

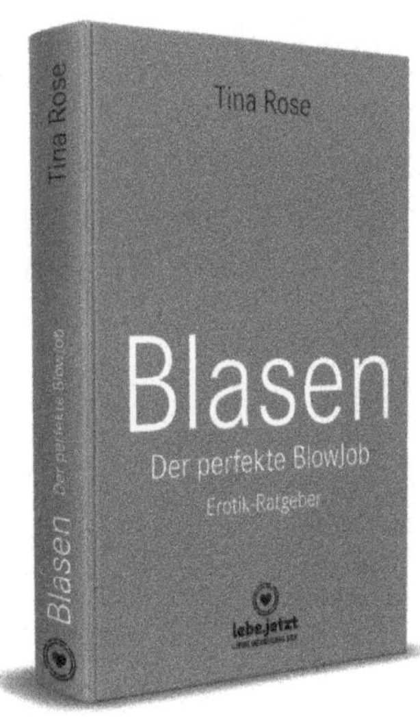

Alle Männer lieben einen guten BlowJob.

Daher freue ich mich darauf, dich auf eine Reise zum perfekten Blowjob zu entführen.

Denn eine Frau, die die Kunst des Blasens richtig beherrscht, kann ihrem Partner unglaubliches Vergnügen bereiten.

Netter Nebeneffekt:
Ein Kerl, der dich als BlowJobGöttin kennenlernt, wird dir aus der Hand fressen ...

Deine Tina Rose